ABRÉVIATION

DE LA

MÉTHODE CURATIVE.

PAR LE CHIRURGIEN **LE ROY**,

SUIVIE DE

FAITS DE PRATIQUE, OBSERVATIONS ET DISSERTATIONS MÉDICALES,

PUBLIÉS PAR DES DOCTEURS EN MÉDECINE ET DES CHIRURGIENS,

et recueillis

PAR M. SIGNORET,

Docteur-médecin consultant.

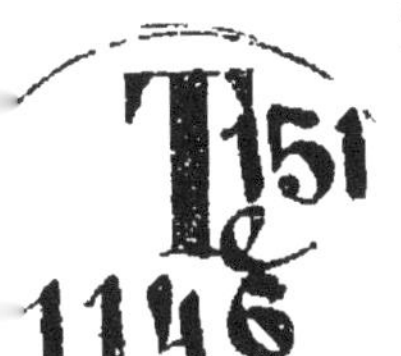

PARIS,

RUE DE SEINE, N° 51, ANCIEN 49,

(Faubourg-St-Germain).

1850.

ABRÉVIATION

DE LA

MÉTHODE CURATIVE.

PAR LE CHIRURGIEN **LE ROY**,

SUIVIE DE

FAITS DE PRATIQUE, OBSERVATIONS ET DISSERTATIONS MÉDICALES,

PUBLIÉS PAR DES DOCTEURS EN MÉDECINE ET DES CHIRURGIENS,

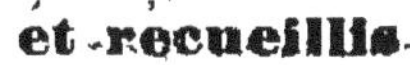

et recueillis

PAR M. **SIGNORET**,

Docteur-médecin consultant.

Prix : 50 centimes.

PARIS,

RUE DE SEINE, N° 51, ANCIEN 49,

(Faubourg-St-Germain).

1850.

Réunir dans une petite brochure la partie la plus utile des travaux publiés sur la méthode purgative, présenter aux malades qui se traitent d'après nos conseils un Résumé véritablement pratique, dans lequel ils puissent trouver facilement, par des préceptes et des exemples, tous les renseignemens nécessaires pour bien conduire leur traitement, tel est notre but. Cette brochure est destinée à suppléer aux omissions pour ainsi dire inévitables d'une consultation ou d'une lettre. Du reste, comme nous ne cessons de le dire à nos malades, venez ou écrivez-nous souvent, car nous pourrons, par nos conseils, diminuer vos souffrances, abréger votre traitement. Partisan de la purgation, que nous regardons comme la meilleure méthode générale de traitement, nous acceptons beaucoup de moyens auxiliaires, selon les cas; mais la purgation est pour nous le point fondamental, et, comme nous le disons dans notre méthode purgative, tous les purgatifs sont bons; seuls ils sont curatifs, car ils répondent à l'indication, qui est d'expulser les humeurs altérées, cause des maladies.

Les malades qui ne peuvent nous consulter à notre cabinet, ni nous appeler chez eux; ceux qui habitent loin de Paris, doivent nous adresser *franco* par la Poste un compte-rendu très détaillé de leur état actuel, des moyens employés, des maladies antérieures, etc., etc., et, s'il est possible, une note du médecin ordinaire. Enfin, dans les cas graves, lorsque les malades ne sont pas trop éloignés de la capitale, ou lorsqu'ils se trouvent sur la ligne d'un chemin de fer, il nous sera presque toujours possible, sur leur demande, d'envoyer près d'eux un médecin partisan de la méthode purgative, qui, à son retour, nous rendra compte de leur état.

*

Consultations à notre cabinet de midi à quatre heures, tous les jours, le dimanche excepté.

Consultations particulières et visites chez les malades.

Typographie et Lithograp. Félix Malteste et Ce, rue des Deux-Portes-St-Sauveur, 22.

ABRÉVIATION

DE

LA MÉTHODE CURATIVE,

PAR LE CHIRURGIEN LE ROY.

SUIVIE DE FAITS DE PRATIQUE.

MISE EN ACTION DU TRAITEMENT ÉVACUATIF.

En résumant la description des principes et des moyens qui constituent la *Médecine curative;* en faisant une sorte de fusion de tout ce qu'il a fallu dire longuement, au sujet de la CAUSE des maladies en général, nous nous sommes proposé le plus grand but d'utilité pour la classe entière des malades, et notre objet principal, sans lequel ce but d'utilité ne serait point atteint, est de porter tout être souffrant à évacuer cette *cause* des maladies, seul moyen de les anéantir toutes, d'après cet axiome: *plus de cause, plus d'effet.*

Avec la même pensée qui comprend, et l'idée que fait naître la division du corps humain en deux parties, et l'idée qui se rattache au degré de souffrances tel qu'il caractérise la maladie dont l'art doit s'occuper, tout homme intelligent pourra diriger sûrement, la marche, l'ordre et la gradation des évacuations qu'il faut observer, pour délivrer les malades des matières qui les font diversement et plus ou moins violemment souffrir.

Pour sentir que cette Méthode est aussi sûre dans son principe qu'elle est facile dans son exécution, ne suffit-il pas de reconnaître la *cause* des maladies, telle qu'elle peut se former dans tous les êtres créés, et telle qu'on la voit se développer dans le corps humain? On ne peut nier l'évidence de cette cause unique; car, quelle que soit la diversité du genre et de l'espèce des maladies, l'individu malade souffre toujours de même, et sa vie peut plus ou moins, dans tous les cas, être menacée par la même cause qui agit.

Toutes les maladies internes, ayant la même cause matérielle ou la même source, telle qu'elle est indiquée dans notre Méthode, se réduisent, de fait, à la seule maladie du corps humain, c'est-à-dire à une seule maladie, puisque toutes les affections morbides ne sont autre chose qu'une situation opposée à l'état de la santé. C'est donc toujours la source ou la *cause* morbifique qu'il faut évacuer, pour en détruire tous les effets, toutes les émanations, et pour guérir sûrement dans tous les cas possibles, et selon les ressources que la Nature peut encore posséder dans les sujets malades.

Le Roy

Chirurgien consultant.

DIVISION DU CORPS HUMAIN ET DES ÉVACUANS.

Pour rendre le traitement facile et la guerison de tout malade plus certaine, il faut, avec cette pensée que nous émettions tout à l'heure, et les deux idées qu'elle renferme et concilie si bien, ne voir que les seuls maux que le malade endure, ne reconnaître que la *cause* de ses souffrances, ne s'attacher qu'aux humeurs corrompues qui la composent, et les poursuivre énergiquement; d'abord jusqu'à soulagement notable, et ensuite, après quelques suspensions, réitérer le traitement jusqu'à guérison radicale. Quelques grandes que soient les difficultés, quels que soient les obstacles qui se présentent, on doit marcher constamment vers le but : des évacuations suffisamment répetées sont indispensables pour y arriver.

A l'effet de mettre à la portée de tout homme, doué d'une intelligence même commune ou ordinaire, le traitement de tout malade qui présente encore des ressources pour sa guérison, nous divisons, comme nous venons de le dire, le corps humain en deux parties, en premières voies et en voies basses; et nous divisons aussi les évacuans en vomi-purgatif et en purgatif. Ces deux médicamens sont nécessaires afin de pouvoir attaquer avec succès la *cause* de la douleur ou de la maladie, soit qu'elle réside dans les parties hautes ou voies supérieures du corps, soit qu'elle ait son siége dans les parties inférieures ou voies basses. Nous allons décrire les unes et les autres parties.

Les PREMIÈRES VOIES, ou parties supérieures du corps humain, d'après notre division, commencent à la base de l'estomac, parce que, à partir de ce point, ce ventricule est susceptible d'évacuer par le vomissement; en remontant, les premières voies comprennent toute la poitrine, le cou, la gorge, le gosier, la tête, la face, la bouche, les dents le nez, les yeux, les oreilles, les glandes du cou, des aisselles, puis s'étendent aux bras, aux mains, jusqu'au bout des doigts.

Les VOIES BASSES, ou parties inférieures, se composent, par conséquent, de toutes les parties qui ne sont point comprises dans la circonscription des premières voies : depuis la base de l'estomac, et en descendant jusqu'aux orteils.

Le VOMI-PURGATIF a reçu sa dénomination de ce qu'il évacue par les voies hautes et par les voies basses. Il est d'une efficacité reconnue contre les affections des parties supérieures. A la faculté de vider l'estomac pour favoriser, au besoin, le passage du purgatif, qui peut être rejeté par la plénitude de ce ventricule, le vomi-purgatif réunit le mérite de débarrasser la poitrine et tous les viscères contenus dans sa cavité. Il attire à soi la *Sérosité* de quelque partie des premières voies où elle est fixée. Il divise cette *Fluxion* rassemblée, l'ébranle et la déplace. S'il ne l'expulse pas entièrement par sa propre efficacité, il en rend, au moins, l'évacuation plus facile au purgatif, dont l'usage doit suivre, comme nous allons le dire dans les quatre articles de l'ordre de traitement qu'on va lire

Le PURGATIF évacue seulement par les voies basses. Il doit être de la nature que nous avons indiquée pour qu'il puisse faire sortir de toutes les parties du corps la totalité sur la masse des humeurs corrompues qui sont la *cause* des maladies, ainsi que nous l'avons fait observer chapitre 4 de notre Méthode. Il est du genre drastique, et il faut bien qu'il en soit; mais il n'est pas violent comme la haine seule portée à la purgation s'est permis de le qualifier, contre toute vérité

Le CLYSTÈRE, autrement appelé lavement, doit trouver place dans une Méthode qui repose sur l'évacuation humorale, puisqu'il s'y rattache par ses effets. Parmi les moyens qui sont à la disposition des personnes dont l'intelligence est le moins exercée, le lavement est un de ceux qui produisent le plus de bien, et qui sont capables de causer le moins de mal. Que n'en peut-on dire autant d'un autre procédé qui est également dans la main du peuple, c'est-à-dire des pernicieuses sangsues, avec lesquelles tant d'individus s'assassinent quand ils croient se soulager !...

Cependant on ne peut pas avancer qu'il ne soit jamais possible d'abuser du lavement; car si l'on en usait indistinctement tous les jours, sans un motif déterminant, ainsi que nous avons remarqué des personnes qui l'employaient sans raisonnement, il arriverait qu'on ne laisserait point de fonctions à faire à la Nature, à l'égard des déjections journalières, et qu'on ne saurait jamais quand elle serait en état de les remplir librement. Hors cette considération, le lavement ne fait peut-être jamais de mal. Sans doute qu'il est insuffisant pour guérir, mais il soulage. A la vérité, c'est parce qu'il procure du soulagement, et qu'on manque d'une utile expérience, qu'il peut, comme l'emploi de tous les palliatifs, faire perdre un temps précieux ; car, pendant qu'on s'arrête à des lavemens, la maladie à laquelle on les oppose peut faire des progrès, et ces progrès prouvent souvent qu'il était urgent de recourir préférablement aux moyens curatifs. C'est ordinairement après que ces moyens ont été reclamés trop tardivement pour pouvoir guérir le malade, que cette vérité est mieux sentie.

Le lavement est utilement employé dans le cas de retard d'une des fonctions naturelles, dans le cas de constipation, où il est indiqué : mais, s'il soulage dans cette affection, il n'en peut détruire la *cause*. Le lavement n'est donc généralement qu'un palliatif qui doit être secondé par la purgation, seul moyen capable de guérir ; cependant il peut être utilement employé, par exemple, pendant quelques jours consécutifs avant d'entreprendre, par cette méthode, le traitement d'une maladie ordinaire, ou au moins la veille de le commencer ; une personne habituellement constipée, celle dont le système nerveux est affecté, un malade affaibli par les souffrances ou par les années, et tous les valétudinaires souffrant également par plénitude d'humeurs anciennement gâtées, font bien de prendre quelques lavemens, même plusieurs successivement, pour faire du vide ; c'est, pour la purgation, une sorte de préparation souvent nécessaire, et qui jamais ne peut préjudicier au traitement. Ces mêmes malades peuvent, et souvent ils doivent, pendant la suspension de la purgation, telle qu'elle est indiquée dans l'ordre du traitement, se servir plus ou moins souvent du clystère.

Il est beaucoup de personnes, parmi celles qui n'ont point d'instruction suffisante, ou qui ne se font pas une idée de ce que c'est qu'une purgation adaptée à la *cause* des maladies, qui ne trouvent point extraordinaire qu'un individu n'évacue pas naturellement, même pendant plusieurs jours après la purgation cessée. Cette fausse opinion qui les dirige nous porte à croire qu'elles pensent que le lavement doit être l'unique ressource de ces malades ; il nous semble donc utile de leur démontrer qu'elles sont dans une erreur tellement grande, qu'elle peut produire un notable préjudice à l'avenir. En conduisant à la constipation, cette erreur provoque la nullité d'une des fonctions naturelles, tout aussi indispensable que celle qui se rattache à la prise des alimens ; nullité préjudiciable sans doute, ainsi que nous en avons développé les conséquences en parlant de la constipation, chapitre 12, section 29, de notre Méthode. Il faut donc que ces personnes apprennent que ce n'est que quand il n'y a plus de *cause* de maladie, que la Nature fait toutes ses fonctions Ces personnes doivent savoir aussi que la constipation seule est un motif pour que la purgation soit répétée après qu'un traitement d'une durée quelconque a été suivi, quand même, à tous autres égards, les malades paraîtraient en bonne santé, parce que la constipation subsistant deviendrait bientôt la cause d'une rechute : une trop longue interruption de purgation ferait perdre le fruit du traitement primitif.

Un lavement émollient est souvent utile le jour même d'une purgation, après qu'elle a achevé ses effets, pour humecter et adoucir la matière brûlante ou acrimonieuse qui reste encore à évacuer, et pour soulager les entrailles. Le même lavement conviendrait aussi dans le cas où une dose, soit purgative, soit vomi-purgative, dans l'espace de cinq à six heures, ne commencerait pas ses effets par les voies basses, pour l'aider à les produire. Le besoin d'évacuations, qui est pressant dans les affections graves, peut réclamer des lavemens, même purgatifs.

La composition des lavemens peut varier selon le besoin. On sait que la décoction de graine de lin, de racine de guimauve ou d'autres plantes émollientes, prise en clystère, produit beaucoup de bien, surtout si elle en est assez chargée; mais nous les avons vus ne se composer que d'eau tiède et produire le même bien que les autres. Nous avons souvent, à des malades qui n'étaient pas susceptibles du traitement de notre Méthode, conseillé ces lavemens à raison de trois, quatre, six et plus chaque matin, le second étant pris immédiatement après que le premier avait été rendu, ainsi des autres, retenus dans les entrailles quelque temps avant de les rendre, toutefois incorporés seulement dans l'espace d'une heure et rendus successivement. Ces lavemens, ainsi répétés plusieurs jours de suite, même pendant plusieurs semaines produisirent l'effet de quelques purgations, et de notables soulagemens à des valétudinaires trop délicats, trop avancés en âge pour être évacués autrement, ou qui éprouvaient, de l'agent purgatif, une trop forte répugnance, tout en reconnaissant néanmoins le besoin de se nettoyer souvent les entrailles.

Quant au lavement purgatif, on peut, dans le volume d'eau nécessaire pour remplir la seringue ajouter trois, quatre, cinq cuillerées de vomi-purgatif, moins du purgatif; ou, en place de ces évacuans, y faire infuser une demi-once de séné, même plus, ou bien y dissoudre une once de casse, plus ou moins. Des personnes ont mis, dans cette même eau, un quart d'once, une demi-once, même une once de jalap en poudre, et s'en sont fort bien trouvées.

APPLICATION DES MOYENS CURATIFS D'APRÈS LES DIVISIONS QUI PRÉCÈDENT.

En conséquence de la division du corps humain et de celle des évacuans, telles qu'elles viennent d'être faites, on doit se conduire de la manière suivante à l'égard des siéges généraux de la maladie; et ces siéges s'établissent ou dans les voies supérieures, ou dans les voies inférieures, d'après notre division.

Si la maladie a son siége aux parties supérieures du corps, c'est-à-dire si la douleur est ressentie à l'intérieur de quelqu'une des parties dépendantes de la circonscription des premières voies, ou s'il y a plénitude d'estomac bien manifestée, dans ce cas il convient de commencer le traitement par une dose de vomi-purgatif; et, en se conformant à celui des quatre articles de l'ordre ci-après, et qu'on a reconnu applicable au malade, il faut administrer ensuite le purgatif. L'un et l'autre de ces évacuans, tant que les premières voies sont affectées, sont nécessaires alternivement, au moins durant les premiers jours du traitement. Le lecteur voudra bien ne pas se trouver offensé de ce que nous faisons observer à tous qu'alternativement veut dire un jour l'un des évacuans, et un jour, le lendemain, l'autre évacuant, ce qui doit avoir lieu, si l'on suit le traitement d'après les articles 1, 2 et 4; si le traitement est conduit d'après l'article 3, c'est l'une après l'autre. et aux distances indiquées dans cet article, que les doses évacuantes doivent être répétées.

Si la maladie ou les douleurs des premières voies, traitées d'après l'article 3 parce qu'elles donnent des signes de violence ou de danger, n'ont point cédé à la première dose de vomi-purgatif, quand même cette dose n'aurait point produit d'évacuations par les voies basses, il convient d'en répéter une semblable : conséquemment, user de deux doses de cet évacuant contre une de purgatif.

Si l'affection des premières voies, moins dangereuse ou moins violente que dans le cas précédent, n'exige le traitement que d'après l'article 2, et si les premieres voies n'ont point été suffisamment dégagées par une seule dose de vomi-purgatif, qui pourrait avoir opéré davantage par les voies basses que par les premières voies, souvent deux doses de cet évacuant, avant d'en venir au purgatif, deviennent nécessaires pour délivrer les parties hautes Cependant, s'il était pressant d'opérer un grand vide par les voies basses, comme dans le cas d'inflammation, de forte fièvre ou de douleurs violentes aux extrémités du corps, l'usage du purgatif, après une seule dose du premier évacuant, serait préférable pour dégager la circulation et soulager généralement. Ainsi que tous les hommes peuvent le reconnaître, c'est par les voies inférieures que se font les déjections les plus abondantes et les plus salutaires; les voies hautes ne sont, pour ainsi dire, que le réceptacle d'une portion des matières de toute l'habitude du corps, et qui vient se rassembler dans cette partie du tronc. Le vomi-purgatif a, il est vrai, une action particulière sur cette partie; mais il ne peut remplacer le purgatif dans ses attributions, ni le suppléer dans son efficacité : au moins il n'y a que de rares exemples à ce sujet.

Si, au contraire, lors des débuts du traitement, le malade n'est nullement affecté des premières voies, et si l'estomac n'annonce pas de plénitude capable de repousser la dose purgative, le traitement peut être commencé avec le purgatif, et suivi jusqu'à guérison, avec ce seul évacuant.

Mais il est à remarquer que la maladie que l'on aura cru pouvoir détruire sans vomi-purgatif pourra réclamer quelquefois, dans le cours du traitement, l'usage de cet évacuant. Les cas les plus ordinaires où cette observation est applicable sont ceux où les matières collées à la partie supérieure de l'estomac se trouvent ébranlées par la sortie de celles contenues dans les voies basses, et qui leur servaient de soutien : alors, en se détachant, ces matières s'opposent au passage du purgatif, et provoquent le rejet de la dose plutôt que de descendre avec elle dans les intestins. Cette observation s'applique encore au cas où la *Fluxion*, changée de place durant le traitement, vient accidentellement se rassembler dans les premières voies, ou sur quelque partie qui en dépend, et y cause une douleur plus ou moins vive. Ces cas exigent que l'on se conduise comme il est dit au sujet des affections des premières voies ; c'est-à-dire qu'en place du purgatif il faut recourir à une dose du vomi-purgatif, et, d'après l'ordre de traitement qu'on a adopté, le suivre avec le purgatif, jusqu'à ce que le besoin du vomi-purgatif soit indiqué de nouveau.

Il est à observer que beaucoup d'individus peuvent être guéris de maladies ou douleurs dans les premières voies sans user du vomi-purgatif; souvent le purgatif est suffisant, particulièrement lorsque les maladies sont combattues dès qu'elles commencent à se faire ressentir.

Il est aussi des circonstances où le besoin du vomi-purgatif est indiqué, et où cependant il est prudent d'en différer l'emploi. Lorsqu'il s'agit de personnes âgées, faibles, délicates ; de celles en qui les humeurs sont dans un état de dépravation très chronique; celles que l'on craint de ne pouvoir guérir ni notablement soulager, à l'égard desquelles l'on soupçonne que la commotion occasionnée par le vomi-purgatif pourrait faire une trop forte impression sur leur constitution, attendu la mauvaise nature de leurs humeurs, on préfère l'évacuation par les voies inférieures, et à petite dose, à l'effet de diminuer doucement la masse de ces matières. La situation de ces personnes étant améliorée, on peut employer le vomi-purgatif quand il est indiqué.

Pour lever le doute à l'égard du début de tout traitement, vu qu'il serait à désirer que l'on pût détruire toutes les maladies sans provoquer d'évacuations par les voies hautes; vu aussi qu'il est des personnes qui les redoutent, quoique souvent à tort, on peut tenter la guérison de tout malade sans employer le vomi-purgatif, notamment lorsque le besoin de cet évacuant n'est pas impérieusement commandé : on le peut avec d'autant plus de raison, que, s'il en est besoin plus tard, il sera loisible d'y recourir. Il y a impossibilité de s'en abstenir quand l'estomac, trop plein, vient à rejeter le purgatif, et que cet évacuant ne produit aucun effet ou trop peu d'effet par les voies basses, particulièrement si le vomissement a lieu plusieurs jours ou plusieurs fois de suite. Il est rarement possible de se dispenser d'employer le vomi-purgatif dans le cours du traitement des affections chroniques, parce que, dans ce cas, il faut attaquer sérieusement la source des humeurs, et c'est dans l'estomac qu'elle repose particulièrement. Cependant il est des individus que non-seulement les vomissemens, mais les vomitifs mêmes, incommodent ou rendent par trop malades; ceux-là n'ont d'autre parti à prendre que d'y renoncer, en s'attachant uniquement au purgatif. Au total, l'essentiel est d'évacuer la cause des maladies, et peu importe le genre d'évacuans qui soit employé à cet effet; tous autres évacuans que ceux de cette Méthode, à mérite égal, et pourvu que la maladie se guérisse, sont en tous cas admissibles; mais il faut prendre garde de se tromper.

Après avoir compris qu'il est des cas où l'on peut user du purgatif sans l'avoir fait précéder par le vomi-purgatif, on doit reconnaître qu'il n'en est point où l'on doive employer celui-ci sans le faire suivre immédiatement par le purgatif, puisque, si l'on a usé de l'un, ç'a été pour faciliter le passage de l'autre, et favoriser ses effets. Cette prescription est bien contraire à l'espèce de tactique de nos praticiens du jour, qui, assez souvent, donnent à leurs malades une dose d'émétique, et les laissent, avec la corruption dans le corps, succomber sous son poids destructeur, tandis qu'ils les sauveraient en donnant suite aux évacuations. Cette vérité est tellement reconnue évidente, que, d'après elle, ce n'est non plus qu'à la suite d'une dose de purgatif que la suspension du traitement, dont il est parlé aux quatre articles suivans, peut avoir lieu, à moins cependant que le vomi-purgatif n'ait produit beaucoup d'évacuations par les voies basses, et qu'il n'ait ainsi remplacé le purgatif.

TABLEAU FIGURATIF DE LA SANTÉ.

Avant de passer à la description de l'ordre du traitement qui doit être suivi contre toute maladie, il est utile de placer ici un principe de gouverne, indiquant un point de départ, avec le but vers lequel les malades doivent marcher, en se proposant de l'atteindre. Sans doute, les médicamens sont nécessaires jusqu'à guérison obtenue; mais ils n'ont plus d'objet, et l'on n'en doit plus prendre, la santé étant rétablie dans l'exercice de tous ses droits.

La santé dans un individu se démontre par l'absence de toute douleur, souffrance ou affection, en quelque partie du corps que ce soit; elle se caracterise par l'exercice libre et régulier des fonctions naturelles, n'en exceptant aucune, et ces fonctions sont : un bon appétit aux heures réglées pour le repas; une facile digestion; point de dévoiement ni constipation; des évacuations libres une fois au moins par vingt-quatre heures, exemptes de chaleur ou cuisson sensibles à l'anus; la libre sortie de l'urine, sans acrimonie ou mordication à la partie, ni, dans ce fluide, de dépôt de sédiment rouge ou briqueté, qui est un signe de douleur présente ou prochaine; un sommeil paisible, à l'abri d'agitation ou de rêves fatigans, ni trop long, ni trop court, relativement aux différens âges; aucun goût de bile, ou autre mauvais goût dans la bouche; ni aigreurs, renvois ou rapports désagréables venant des cavités ; la langue nette; l'haleine inodore ; la peau sans aridité, acrimonie, démangeaisons, taches, boutons ou autres éruptions ; point d'hémorrhoïdes ; absence de chaleur brûlante dans toutes les parties du corps; point de soif extraordinaire, à moins d'exercice ou travail échauffans, ou d'une autre cause connue ; uniformité de teint du visage, sans une variation de couleurs que la santé n'avoue pas ; chez la femme, jamais de ces écoulemens connus sous le nom de flueurs blanches, n'éprouvant d'interruption dans ses menstrues, ni souffrance aux époques de leur retour périodique.

Tout homme qui veut, autant qu'il est possible, se garantir des maladies et infirmités caractérisées auxquelles tous les humains sont exposés, et, par une conséquence toute naturelle, défendre son existence contre la maladie qui, par défaut de prévoyance, pourrait y mettre un terme prématuré, doit s'empresser de recourir à la purgation dans tous les cas où l'état de sa santé cesse d'être, sinon en harmonie complète avec le présent tableau, au moins dans une situation qui en soit le plus rapprochée, si, par son âge ou par tout autres causes, il n'en peut réunir toutes les conditions.

Toute personne doit revoir souvent ce tableau, et particulièrement s'observer avec attention lorsqu'il règne des maladies contagieuses, endémiques ou épidémiques ; la même attention est recommandée à tout individu qui se trouve dans une position de nature à lui faire redouter l'influence des causes corruptrices des humeurs, on doit agir en conséquence des remarques qu'on aura faites. La précaution, dans ces circonstances, annonce la sagesse ; mais des craintes chimériques prouveraient évidemment contre elle : c'est en dire assez à ce sujet.

ORDRE DU TRAITEMENT DIVISÉ EN QUATRE ARTICLES.

ARTICLE 1er. — *Maladies récentes et légères.*

Ainsi qu'il est une ligne imperceptible entre deux objets contigus, de même il n'y a qu'un pas de la santé à la maladie, et souvent il est très court. La maladie ne peut commencer sans que la santé soit plus ou moins affaiblie ; aussi la maladie ne peut prendre d'intensité qu'autant que la santé serait détruite. On comprend, dans cet article 1er, tous les individus de l'espèce humaine qui, jouissant de la santé, ainsi qu'elle est caractérisée au Tableau qui précède, viennent à la perdre tout à coup, ou à en éprouver un sensible affaiblissement. Ce serait un abus des termes et de la chose, que de se dire récemment malade, tandis qu'on est valétudinaire ou d'une constitution maladive. Il n'est pas rare de trouver des personnes qui donnent pour maladie récente, celle qui n'est véritablement, à leur égard, qu'une rechute ou une continuité de leur maladie primitive, faute d'en avoir jamais été radicalement guéries. Ces malades sont dans le cas de l'article 4, et non dans celui du premier.

Dès que la santé n'est plus en conformité avec le tableau ci-dessus, les humeurs sont corrompues, au moins superficiellement. Si la douleur ne se fait pas ressentir aussitôt que ces matières sont dégénérées, c'est parce qu'il faut ici, comme en toutes choses, que la cause ait le temps de se former d'une manière assez intense pour pouvoir produire son effet. Mais il n'en est pas moins certain que toute incommodité ressentie est la preuve que les humeurs sont plus ou moins gâtées. Dans ce cas, une seule dose évacuante a quelquefois produit d'heureux effets, c'est-à-dire la guérison. Bien rarement une seule peut suffire ; le plus souvent il faut, pendant deux ou trois jours, répéter l'évacuation à raison d'une dose par vingt-quatre heures ou environ, ayant égard au siége de l'affection pour juger si le vomi-purgatif est nécessaire, conjointement avec le purgatif. Il est sensible que, dans le cas où les règles décrites en cet article premier ne suffiraient pas, on doit se conduire d'après celles tracées plus loin en l'article 2.

En suivant cet article premier, d'après les indications du TABLEAU DE LA SANTÉ, on coupe aussitôt pied à la maladie, en en détruisant la cause naissante, et par ce moyen on peut éviter de graves accidens. C'est ainsi que l'art et la précaution se prêtent un mutuel secours, et préviennent souvent des maladies fâcheuses.

ARTICLE 2. — *Maladies graves récentes.*

La maladie est plus intense que dans le cas de l'article premier, si les humeurs viennent tout à coup à être corrompues au delà de leur superficie. Si ces matières ont un degré de putréfaction, soit parce que les causes corruptrices ont exercé sur elles une plus forte influence que celle qui détermine l'emploi de l'article premier, soit parce que la personne a négligé d'évacuer les humeurs dès qu'elle était dans le cas de ce même article ; alors les douleurs sont plus fortes, et peuvent devenir beaucoup plus dangereuses. La maladie est grave enfin, tant à cause de la malignité de la corruption, que par rapport à la sensibilité des parties qui se trouvent affectées, soit par inflammation, douleur violente, engorgement, dépôt, fièvre, perte d'appétit, de sommeil, soit autrement. Il est alors nécessaire de prendre un plus grand nombre de doses que dans le cas précédent.

Cependant il est une vérité constante, que les maladies récentes qui sont classées dans le présent article, et qu'on peut souvent prévenir par l'emploi de l'article premier, sont le plus généralement détruites en huit à dix jours de traitement : avantages que les Méthodes opposées à celle-ci ne lui disputeront certainement point avec succès.

Mais, pour qu'il en puisse être ainsi, il est de rigueur que les malades prennent tous les jours, ou toutes les vingt-quatre heures, jusqu'à soulagement notable, une dose évacuante, soit vomi-purgative, soit purgative, selon le siége de la maladie, et jusqu'à ce que les douleurs soient au moins modérées, que la fièvre ait cédé ou disparu, que les malades n'éprouvent que peu de soif, qu'ils aient recouvré de l'appétit ou tout au moins du goût pour les alimens, et du sommeil, bases principales de la santé. Le succès sera encore plus certain si, dans le cas de fièvre brûlante, de douleur violente à la tête ou ailleurs, on agit, le premier jour du traitement, d'après l'article 3, ci-dessous.

Arrivés au point de soulagement dont on vient de parler, les malades peuvent suspendre la purgation pendant un jour ou deux, selon leur situation. Ensuite ils la réitèrent pendant plusieurs jours, jusqu'à ce qu'ils éprouvent un mieux plus sensible encore. Au moyen du soulagement obtenu, et ayant recouvré l'appétit, qu'ils satisfont prudemment, les malades reprennent leurs forces et marchent à la santé. Finalement ils réitèrent de même la purgation après l'avoir ainsi suspendue, et jusqu'à ce qu'ils soient entièrement rendus à la santé.

Article 3. — *Maladies les plus graves.*

Il se présente beaucoup de cas ou degrés de maladie, qui causeraient de graves accidens, et même très promptement la mort, si les malades ne répétaient pas les doses aussi près les unes des autres qu'on doit le dire dans cet article, et contre lesquels cas la conduite tracée dans le deuxième article serait insuffisante. La putréfaction des humeurs, ainsi qu'on l'a fait observer dans le cours de la méthode, ne marche pas du même pas; on l'a vue s'accroître très rapidement dans nombre d'individus, et leur causer la mort en peu de jours, en peu de momens et lorsqu'on redoutait le moins cet accident.

D'après la possibilité de cet événement, et pour l'éviter, il faut que l'ordre du traitement, ou l'évacuation de la putréfaction, soit en rapport avec la violence du mal, ou le danger qui menace, et toujours plus rapide que la corruption n'a d'activité et de malignité pour produire d'affreux ravages.

Toutes les fois donc qu'un malade est atteint de maladie aiguë, inflammatoire, apoplectique, et comme il peut être gravement attaqué dans les circonstances de maladies endémiques, épidémiques, contagieuses, pestilentielles, ou meurtrières au plus haut degré; de même dans tous les cas où il est pris d'une douleur insupportable; pareillement dans ceux où un organe sensible peut être promptement détruit par la malignité de l'humeur qui l'attaque; comme aussi dans le cas de maladie chronique, lorsqu'une rechute ou une crise vient tout à coup mettre en danger la vie du malade, ou si ses souffrances sont devenues extrêmement difficiles à endurer : dans tous ces cas, les doses doivent être répétées de quinze heures en quinze heures, ou de douze en douze si la violence de l'attaque donne les plus grandes craintes, et de plus près encore si quelques-unes de ces doses, prises trop faibles, ont manqué d'opérer abondamment.

Toutes les fois qu'un malade est dans la nécessité de rapprocher ainsi les doses, il ne faut pas négliger de les lui donner assez volumineuses, et d'un degré de purgatif suffisamment énergique, pour qu'elles produisent d'abondantes ou nombreuses expulsions; car c'est en quelque sorte une suite d'évacuations et sans interruption qu'il faut provoquer dans les cas périlleux ou d'insupportables souffrances, comme étant indispensables pour modérer le mal et pour éloigner le danger. Lors même qu'une dose prolongerait ses effets au-delà de quinze heures de durée, il suffit que ses effets soient lents, que le danger ne diminue pas ou qu'il augmente, pour en répéter une autre afin d'accélérer la purgation, de peur qu'elle ne soit pas assez active pour produire l'amélioration dont le malade a le pressant besoin.

Il est des cas de violente attaque où, l'effet d'un évacuant ne pouvant être assez prompt pour soulager incontinent et sans délai, il faut en appeler à toutes les ressources de la Nature. Dans ce cas on donne un lavement émollient ou purgatif en même temps que l'évacuant est intérieurement pris; sauf à répéter le lavement selon qu'il peut encore être nécessaire. Souvent aussi l'immersion des pieds dans l'eau, même aiguisée de farine de moutarde, et l'apposition de vésicatoires doivent avoir lieu aussitôt l'attaque et la prise de l'evacuant. De plus, une transpiration abondante provoquée peut être fort utile. C'est lorsque le danger est éloigné que le malade rentre dans l'ordre de l'article 2, ou dans celui de l'article 4, s'il y était avant de suivre l'article 3. On trouve plus loin, page 39, comment cette marche de la purgation peut concorder avec la subsistance à donner aux malades.

Article 4. — *Maladies chroniques.*

Il est maintenant prouvé par une pratique de plus de soixante ans, joignant à la mienne celle de Pelgas, mon bien estimable prédécesseur, et par les nombreux faits qu'elle a produits, non dans une simple contrée du globe, mais dans les quatre parties du monde, que, si cette méthode était universellement adoptée et suivie conformément aux trois articles précédens, les maladies chroniques, dont nous allons décrire la marche du traitement, d'excessivement communes qu'elles sont de nos jours, deviendraient infiniment plus rares. Les jeunes gens, par les ressources que la Nature leur donne particulièrement, en pourraient être à l'abri, tandis qu'ils y sont en quelque sorte les plus exposés à la suite des crises qui ont été peu salutaires, souvent par la faute des praticiens qui n'ont point su les favoriser en raison de leur besoin

Sous le titre de maladies chro-

NIQUES sont comprises toutes les maladies dénommées, toutes douleurs, obstructions, dépôts, ulcères, toutes incommodités, et généralement toutes affections ou souffrances qui ont pris dans un individu la place totale ou partielle de la santé, et dont la durée excède l'espace de quarante jours.

Ces maladies seraient rares si les conditions mises au soutien de cette assertion étaient scrupuleusement remplies. Tous les hommes peuvent être convaincus de cette vérité par leur propre réflexion; car, si un individu peut exister pendant longtemps quoique malade, c'est évidemment parce que les humeurs qui causent ou entretiennent actuellement sa situation ne sont ou n'ont pas été impregnées d'une malignité meurtrière, comme on le remarque dans les malades atteints de la putréfaction des épidémies, ou dans d'autres circonstances non moins graves en ce qu'elles causent la mort en très peu de jours de duree. Dans ces derniers cas il peut arriver, à l'égard de quelques sujets, que la corruption, plus active que les secours ne peuvent être prompts ou efficaces, quelque diligence que l'on puisse faire, endommage les viscères, ou arrête la circulation et laisse venir la mort, faute d'avoir eu le temps d'en expulser la *cause*. Mais il en est bien différemment des maladies qui, proprement parlant, sont devenues chroniques; la corruption des matières qui en est la *cause*, et les entretient, n'était pas, lorsque ces maladies ont commencé, tellement maligne qu'on n'eût pu évacuer cette corruption de la manière expliquée aux trois articles précédens. Ce qui l'atteste, c'est que les malades n'y ont pas succombé; ce qui le prouve, c'est la durée de leur existence, souvent pendant plusieurs années; même dans un état de souffrance plus ou moins aiguë.

Pour détruire les maladies chroniques en général, et même habituellement réputées incurables ou mortelles, les malades doivent suivre le traitement de la maniere ci-après.

C'est l'article 2, plus ou moins prolongé, que les malades doivent suivre au commencement du traitement de ces maladies, puisqu'ils doivent prendre les doses pendant bon nombre de jours de suite avant de les suspendre ou se reposer. Il est démontré par le raisonnement, en différens points dans le cours de cet Ouvrage, ainsi qu'il est prouvé par de nombreux faits insérés dans notre Méthode complète (1), qu'on ne peut craindre la fréquence de la purgation, tant elle a été répétée de fois consécutivement avec succès; de même il est hors de toute espèce de doute que les malades ne pourraient atteindre à leur guérison, sans réitérer les évacuations en proportion du besoin, et d'après ce que l'expérience a confirmé.

Les malades qui, pour raison de la violence de leurs maux, sont dans la nécessité de répeter les doses avec toute la célérite dont la pratique leur fournit des exemples, à l'effet d'être plus tôt soulagés, et ceux qui, sans être aussi souffrans, peuvent mettre la même activité dans leur traitement, l'abrégent beaucoup, et tous également accé-

(1) Un vol. in-4°. Prix : 15 francs.

lèrent leur guérison. Plus les doses seraient prises loin à loin les unes des autres, plus le soulagement en serait retardé, et plus le traitement deviendrait pénible et dispendieux, comme aussi la guérison pourrait n'en point résulter. Cet inconvénient n'aura pas lieu si les doses se suivent d'aussi près que possible. La marche accélérée que l'on recommande rend aussi la guérison plus sûre; car la corruption pourrait, sans cette marche, ou pendant un traitement trop lent, endommager les entrailles et causer la mort.

On peut faire ici cette comparaison : Le nombre de soixante doses évacuantes, prises, par exemple, dans l'espace de quatre mois, pourrait bien ne pas avoir été suivi d'un résultat heureux, tandis que quarante seulement, employées en moitié moins de temps, ou moins encore, auraient pu terminer le traitement : cet exemple peut souvent trouver son application.

En tout état de traitement, si la purgation, telle qu'elle a été suivie lors du commencement et durant un espace de temps assez raisonnable, n'a point produit un changement avantageux dans la nature des humeurs, ou dans l'etat sanitaire du malade, il est à penser que la marche en a été trop lente pendant la période qui s'est écoulée. Dans ce cas il est urgent d'activer la purgation en la prolongeant davantage avant que le malade la suspende, et celui-ci ne doit se reposer que peu de jours avant de la reprendre. Les doses évacuantes doivent être souvent réitérées, et se suivre tellement de près qu'elles puissent prendre le devant ou le dessus de la corruption restant à évacuer, qui est la cause corruptrice des nouvelles humeurs. Il faut tarir la source de cette cause corruptrice pour favoriser la régénération ou le renouvellement de la masse humorale, sans quoi la guérison ne pourrait survenir.

Le moins que les malades classés dans cet article 4 puissent faire pour espérer leur guérison, c'est de prendre les doses évacuantes dans la proportion de quatre ou cinq par semaine, faisant en sorte que deux doses au moins soient prises deux jours de suite, si les cinq ne peuvent l'être consécutivement : mais il est bien préférable qu'elles soient prises sans interruption. Les malades doivent continuer ainsi plusieurs semaines successivement, s'il est possible, jusqu'à ce qu'ils soient soulagés, et qu'ils aient recouvré l'appetit et le sommeil, s'ils les avaient perdus. Alors ils suspendent la purgation pendant environ huit jours, plus ou moins, selon leur situation ; mais, si le soulagement par eux obtenu vient à diminuer avant l'expiration de ce temps, il faut, du moment où ils s'en aperçoivent, qu'ils répètent un nouveau cours d'évacuations, en reprenant les doses comme en commençant, et qu'ils les continuent jusqu'à ce qu'un nouveau soulagement soit survenu. Alors ils relâchent encore la marche du traitement, comme il vient d'être dit, même plus longtemps, selon que leur situation s'est améliorée, et qu'ils se rapprochent davantage du TABLEAU DE LA SANTÉ, lequel indique le but de tout malade en traitement.

Il est, entre une maladie récente

et une maladie chronique, cette différence bien sensible, que contre la première il faut répéter les évacuations sans interruption, pour ainsi dire, jusqu'à guérison, ainsi qu'il est dit, articles 1er, 2 et 3, et que, contre la maladie ancienne, cette conduite de la purgation, nécessaire au commencement du traitement pour diminuer le volume de la corruption et alléger les souffrances, doit être alternativement interrompue et reprise comme il vient d'être dit. Quelquefois même il est nécessaire que la purgation soit suspendue pendant une semaine, un mois entier, ou plus encore, pour l'accorder avec l'œuvre de la Nature, avec ses dispositions plus ou moins favorables à la régénération des humeurs, laquelle doit avoir lieu de la manière que voici.

Pendant la suspension de la purgation, le malade, par sa nourriture quotidienne, récupère de nouvelles humeurs, en remplacement de la portion gâtée qu'il a évacuée. Mais, jusqu'à ce que le fond des anciennes soit entièrement atteint, et que les entrailles en soient purifiées, les nouvelles humeurs se trouvent corrompues par l'action corruptrice, tant de la partie humorale contenue que des parties contenantes, c'est-à-dire les entrailles elles-mêmes. C'est pour cela qu'il est urgent de répéter divers cours d'évacuations, de les suspendre comme il vient d'être dit, et les reprendre autant de fois qu'il est nécessaire pour opérer la régénération de la masse des humeurs, de laquelle dépend la guérison. Le résultat peut être tardif si la maladie est ancienne, si la totalité des humeurs est pénétrée du vice de la dégénération, et surtout dans le cas où ce vice provient d'un virus communiqué, de même aussi par rapport à l'énorme quantité d'humeurs qui existe dans la composition du corps humain. Néanmoins ce résultat ne peut manquer d'avoir lieu si le malade, pendant assez longtemps, continue son traitement de la manière telle qu'elle est déterminée dans cet article 4.

Pour qu'un malade soit guéri, il faut qu'il n'existe plus dans son corps aucune partie des humeurs dépravées dont il était rempli durant la maladie, comme à l'époque que le traitement en a été entrepris; il faut un renouvellement total de ces matières, ce qui signifie une substitution d'humeurs saines à des humeurs gâtées et expulsées. Ce renouvellement, qui s'opère au moyen de ce que les nouvelles humeurs remplacent les anciennes qui ont été évacuées, est terminé dès l'instant où il n'existe plus de germe corrupteur dans la constitution humorale du sujet.

Il est des maladies chroniques incurables sans contredit, par conséquent il s'en trouve de tellement invétérées, de si tenaces, de si difficiles à détruire, et si sujettes à se reproduire, qu'il faut plusieurs années pour en opérer la cure radicale : conséquemment un très grand nombre de doses évacuantes sont nécessaires dans un temps proportionné. Au sujet de ces sortes de maladies, il n'est pas de rigueur que le traitement soit continuel dans la suite, comme il a dû l'être dans son commencement : peut-être même serait-il nuisible qu'il le fût. Mais, s'il est momentanément ou plus ou moins longuement suspendu, il doit être repris à différentes époques, que la reproduction ou l'augmentation des souffrances indique elle-même. Le jeune âge présente ordinairement de grandes ressources; si le malade est dans l'état d'accroissement, ou si tout au moins il n'est pas trop âgé, et dans le cas où les évacuations sont bien conduites, bien coordonnées avec l'état de souffrance, et la régénération des humeurs, on a l'espoir fondé de parvenir à sa guérison. Parmi la généralité des malades qui ne sont point susceptibles d'une guérison entière et radicale, parce que la Nature en eux n'a point la faculté de se dépurer entièrement, il en est bon nombre qui, par l'usage varié de la purgation, pourraient prolonger leur existence, diminuer leurs souffrances, retarder les progrès du mal.

Il doit être, ce nous semble, permis, à tout homme écrivant avec de bonnes intentions, d'user de tous ses moyens pour développer sa pensée, et pour bien faire concevoir les procédés par lesquels les êtres qui souffrent peuvent être soulagés ou guéris. Faisons ici une comparaison qui, toute singulière qu'elle puisse paraître à certaines personnes, nous semble à nous non seulement ne pas manquer de justesse, mais encore parfaitement convenir à un genre de lecteurs qui écoutent mieux la voix du bon sens que d'autres. Nous jugeons cette comparaison comme essentiellement propre à faire comprendre la coordonnance des évacuations réitérées avec la nourriture journalière régénératrice, de laquelle résulte le rétablissement d'humeurs saines, et par une conséquence évidente, celui de la santé.

Le corps de tout malade, anciennement ou récemment attaqué par suite des matières gâtées ou corrompues qu'il renferme, peut être comparé à ce tonneau dans lequel on a laissé certain reste de liquide, et qui, parce qu'il a pu se corrompre, a gâté la futaille, ou tout au moins lui a donné mauvais goût, ou mauvaise odeur. Pour lui ôter cette odeur et ce goût, et pour la rendre propre à contenir, sans danger d'altération, un liquide de bonne qualité, le tonnelier use des moyens que sa raison lui suggère : imitons-le, car il fait bien. Il met de l'eau dans son tonneau, et la jette après l'avoir agitée; elle sort en emportant avec elle la partie grossière du résidu renfermé dans la pièce. Il en est de même du malade au commencement du traitement : il évacue les matières grossières, ou la superficie des humeurs qui croupissent dans ses entrailles. Le tonnelier continue de remettre de l'eau dans la futaille qu'il agite de nouveau, puis il fait couler l'eau par la bonde; bientôt cette eau paraît, en sortant, aussi propre qu'elle était en entrant; mais le tonneau n'est pas pour cela nettoyé. Il en est de même du malade : il a continué la purgation, il ne rend plus autant de grosses matières, il peut être soulagé; mais il n'est pas guéri, parce que son corps n'est pas plus nettoyé que le tonneau. Le tonnelier laisse séjourner l'eau pendant un jour ou deux, ce qui lui donne le temps de détremper la partie qui est attachée aux douves de la futaille. De même le malade suspend la purgation pour quelques jours ou quelques semaines, et quelquefois davantage; les humeurs renouvelées, provenant de sa nourriture journalière, détrempent les anciennes; le mélange les adoucit et les rend plus faciles à évacuer.

Durant cette suspension, le sang, à la faveur et en raison du vide résultant des précédentes évacuations, raréfie la *Fluxion* qui est dans les vaisseaux, et la ramène dans le tube intestinal par les émonctoires cités chapitre VII, section 4 de notre Méthode. Le malade reprend la purgation suspendue; il évacue les humeurs nouvelles avec les anciennes, que celles-ci ont déjà corrompues. Il fait comme le tonnelier, qui évacue son eau altérée par la partie corruptrice qu'elle a détachée des parois internes du tonneau pendant le temps qu'il l'y a laissée séjourner. Il répète le même procédé, et laisse séjourner son eau pendant un plus long intervalle de temps. Le malade doit faire de même : il doit suspendre la purgation encore plus longtemps, en raison de ce qu'il éprouve un soulagement plus notable, et qu'il a de l'appétit. En prenant plus de nourriture, le malade récupère une plus grande masse d'humeurs, qui remplacent les anciennes et produisent la régénération dont il a été parlé. Enfin le tonnelier, pour arriver à ses fins, doit continuer son procédé jusqu'à ce qu'il ait reconnu que la futaille est nette, et que l'on peut lui confier en sécurité le meilleur fluide. Que le malade fasse de même jusqu'à ce qu'il soit assuré que son corps ne renferme plus de germe corrupteur pour vicier les humeurs récupérées et causer une rechute.

Plus il y a de temps que la futaille est gâtée, plus de temps le tonnelier doit travailler pour arriver aux fins qu'il se propose. Il en est de même à l'égard de la maladie, et le malade n'a pas plus à redouter l'excès que le tonnelier. Nous assurons que certain nombre de doses prises à différentes époques, après la guérison, sans nécessité apparente, ne peuvent nuire aux malades; nous savons qu'une seule de moins que la quantité nécessaire peut beaucoup leur préjudicier, parce qu'il resterait encore, dans les fluides, une partie du levain corrupteur, ce dont il faut se défier, surtout à l'égard des affections virulentes ou contagieuses, et de toutes celles qui sont invétérées. Le procédé de cette méthode est infaillible comme celui du tonnelier. Pour que l'une et l'autre opérations fussent sans succès, pour que le malade ne fût pas guéri, il faudrait que ses viscères, comme les douves du tonneau, fussent attaqués, gâtés ou pourris par un trop long séjour des matières corrompues.

Sans doute qu'il y a des cas résultant de l'ancienneté de la maladie, comme de la malignité des humeurs qui la produisent, où le contenant se ressent, au moins pendant longtemps, du vice de ce qu'il a contenu; par le même résultat, il en est aussi où les entrailles et les viscères, disposés à recevoir la corruption, de même qu'à la communiquer ensuite, agissent à leur tour sur les nouvelles humeurs. Mais l'individu qui se trouve dans cette fâcheuse circonstance, s'il se purge suffisamment, toutes les fois qu'il s'aperçoit de dépérissement dans sa santé ordinaire, ou qu'il se porte moins bien que de coutume, prolonge sûrement son existence, ainsi que la conviction en est établie par des exemples journaliers.

OBSTACLES A LA GUÉRISON DES MALADES.

La guérison radicale est l'objet de la *Médecine curative* et elle sera l'heureux résultat de son application, toutes les fois qu'il ne se rencontrera aucun obstacle de la nature de ceux que nous allons signaler. La maladie devenue *cause* de la mort, et nous avons démontré, dans notre Méthode, chapitre premier, comment elle la produit, est sans doute un obstacle insurmontable à toute guérison; car nul secours humain ne peut sauver la vie à qui que ce soit, lorsqu'un viscère ou une partie organique quelconque sont endommagés; moins douteusement encore, peut-être, par suite de la putrefaction des humeurs que par l'action de toute cause externe: ce qui prouverait, à l'égard de la première cause, que la guérison du sujet n'aurait pas été assez tôt entreprise.

La vieillesse, agent naturel et invincible de la cessation de la vie, ainsi que nous l'avons fait observer, même chapitre premier, n'est pas un léger obstacle à la prolongation des jours d'un malade, ni pour détruire ses infirmités, à cet âge ou la Nature n'est plus ce qu'il faut qu'elle soit pour aider l'art dans ses secours.

Il peut encore y avoir empêchement à la guérison du malade lorsque la portion des humeurs qui cause une infirmité à une partie quelconque n'a plus de mobilité, et, par conséquent ne peut être expulsée: c'est ce qui arrive au sujet de douleurs trop invétérées. Il en sera de même de celui dont l'humeur forme, avec la partie qu'elle a affecté, une adhérence telle qu'elles font corps ensemble. Par exemple: on ne rétablira point la vue si le nerf optique est paralysé ou détruit, ni l'ouie si le nerf acoustique est dans le même état; on ne détruira pas une affection nerveuse si elle est ancienne ou trop invétérée, ni une ankilose s'il y a union parfaite de deux os ensemble; et il en sera ainsi des autres cas où la cause n'est plus séparable de l'effet qu'elle a produit, c'est-à-dire de la partie, qu'elle a attaquée et détruite, parce qu'alors on pourrait, en quelque sorte, dire que l'effet n'aurait plus de cause. D'après ces considérations, on peut inférer que la *Médecine curative*, réclamée trop tardivement n'a plus d'objet proprement dit.

Mais nul homme, pénétré des mêmes vérités que nous, n'hésitera jamais, en cas de maladie grave, ou si désespéré qu'il soit, à donner suite à la purgation, à l'effet d'expulser de son corps les matières qu'il a reconnues capables de lui ôter la vie; et il agira de même à l'égard de celles qui peuvent le retenir dans un état d'infirmité quelconque. S'il succombe, ou s'il ne se délivre point de ses souffrances, ce ne sera que quand la Nature n'aura plus de ressource, et avec les mêmes moyens qui l'auraient sauvé ou guéri dans toutes autres circonstances où elle aurait encore pu faire assez pour lui.

On ne peut dissimuler qu'il est un espoir fondé de guérison, ou d'un notable soulagement, dans les cas désespérés, lorsque le corps d'un malade est sensible à l'action des évacuans, sans que l'on soit obligé d'employer les dégrés supérieurs du purgatif à des doses extraordinairement volumineuses.

RÉFLEXIONS SUR LE SUJET QUI PRÉCÈDE, ET COMMUNES AUX QUATRE ARTICLES DE L'ORDRE DU TRAITEMENT.

Il peut arriver au malade qui suit le traitement d'après les articles 1er, 2 et 4, des accidens ou un état de souffrance de la nature de ceux que l'article 3 a prévus. C'est alors qu'il ne doit jamais balancer à rapprocher les doses comme il est dit en cet article 3, jusqu'à soulagement obtenu ; alors il pourra rentrer dans la marche tracée par l'article qu'il suivait auparavant.

Avant d'entreprendre la guérison d'un malade dont les infirmités sont invétérées ou hautement réputées incurables ou mortelles, le praticien, requis pour lui donner ses soins, doit être bien informé des circonstances aggravantes qui pourraient faire douter du succès de l'entreprise. Ces circonstances sont : l'ancienneté du principe de la maladie qui a dégénéré en affection chronique, la périclitance ou l'absence totale de la santé du malade dans son jeune âge, la fréquence des diverses atteintes que sa santé a pu recevoir, l'évidence de la faiblesse du tempérament ou de la constitution, l'abus ou le préjudice de la saignée, des sangsues, des bains, l'observance prolongée de la diète, l'usage de préparations mercurielles, surtout à fortes doses ou longuement réitérées, enfin s'il a subi tout ou partie des traitemens qu'avec justice nous réprouvons à cause de leur action nuisible.

C'est alors, et dans le cas où le malade semblerait réunir divers signes d'incurabilité, qu'un praticien serait très heureux de pouvoir discerner s'il ne serait pas prudent de l'abandonner à la Médecine palliative, plutôt que de lui appliquer, sans succès, les moyens indiqués dans notre Méthode. Dans ce même cas, il vaut mieux, pour la réputation du praticien, laisser agir la Nature, que d'entreprendre un traitement que ses antagonistes blâmeraient, par cela seul qu'il n'aurait pas réussi malgré les obstacles.

Lorsqu'au contraire on trouve dans un malade les fonctions naturelles passablement organisées, s'il n'est pas trop avancé en âge, si autrefois sa constitution a été bonne, si enfin l'on remarque des indices que la Nature puisse encore lui être favorable, on peut entrevoir une lueur d'espérance ou un motif de guérison probable, ou d'un notable soulagement. Alors il faut se faire assurer par le malade qu'il sera constant et persévérant à prendre les doses évacuantes, en aussi grand nombre qu'il pourra être nécessaire; il faut aussi qu'il réponde d'une détermination courageuse pour en subir tous les effets ; car il peut arriver qu'il en éprouve dont il ne pourra se rendre un compte bien exact, et que, quelle qu'en soit l'impression sur son esprit, jamais il ne s'arrêtera dans la marche des évacuations, telle qu'elle est déterminée.

Mais nous avons toujours reconnu qu'il est impossible que l'on parvienne à la guérison d'un malade qui désespère entièrement d'être guéri, ou qui ne semble pas avoir une bien grande envie de l'être; qui, de plus, est lâche ou sans résolution, ou n'a pas une détermination assez fortement prononcée, ni un jugement assez eclairé pour embrasser la vérité qui a commencé à luire à ses yeux, ou qui ressemble à ces enfans gâtés de la fortune qui ont la faiblesse de croire qu'avec de l'argent, de l'or, l'on se procure la guérison, ainsi que l'on achète une belle terre, une denrée rare, ou autre objet d'un grand prix : un pareil sujet est en danger.

Si, au contraire, le malade raisonne d'après les principes de cette Méthode; s'il prend pour règle de sa conduite celle que bon nombre de malades ont tenue, et qui est rapportée par les faits de pratique de notre Méthode complète : si enfin, ferme et résolu, il se dit : je succomberai si la Nature, en moi, n'a plus de ressources, ou je me sauverai si elle peut seconder le traitement : alors, bien convaincu qu'en transgressant sa résolution il ne peut trouver de moyen de guérir, il combattra courageusement la *cause* de sa maladie avec l'espoir d'en triompher.

Ainsi que nous l'avons déjà dit en traitant des douleurs, il est des malades qui n'éprouvent de soulagement du traitement évacuatif qu'après la cessation de la purgation, c'est-à-dire pendant le temps qu'ils la suspendent d'après l'ordre tracé aux quatre articles. C'est de l'heureux effet du vide qu'elle a produit qu'ils reçoivent ce soulagement ; et ils ont l'espoir qu'il en sera de même par la suite, comme aussi de se guérir, ou au moins d'être notablément soulagés.

Mais on rencontre aussi des malades dont les maux sont augmentés pendant que la purgation est pratiquée. C'est sans doute le résultat de l'impulsion donnée à la cause efficiente qui les produit; car les purgatifs ne sont pas plus nuisibles à qui que ce soit qu'ils ne l'ont été à tant de milliers d'autres qu'ils ont guéris; et, à l'égard de quelques personnes, les humeurs peuvent présenter un obstacle insurmontable, au moins à quelques époques de la purgation. Avec un peu de sagacité, on distingue assez facilement le cas où il convient de suspendre pendant quelque temps la purgation, à l'effet de laisser les fluides se rasseoir, et l'éréthisme s'affaiblir, pour la reprendre quelques jours, quelque temps plus tard, ou pour se diriger, à l'avenir, d'après l'observation, soit pour présévérer dans la *Médecine curative*, soit pour se restreindre aux secours de la *Médecine* dite *palliative*, ou aux moyens qui sont généralement usités ; car, si presque toujours le succès du traitement évacuatif dépend d'une énergique persévérance à donner suite aux doses évacuantes, malgré la résistance qu'elles éprouvent pour produire des effets salutaires, il est cependant vrai de dire qu'il n'est règle si générale qui n'ait pas ses exceptions ; et, à l'égard d'une classe de malades que l'on peut rencontrer dans la pratique, il est une exception notable, et qui se présentera toujours trop souvent, tant que l'homme n'aura pas cessé d'être mortel.

Il est des cas où l'on ne pourrait violenter le mal sans violenter aussi la Nature, qu'il faut seulement aider. Dans les circonstances d'une grande inflammation, où les doses évacuantes, déjà réitérées plus ou moins souvent, l'augmentent au lieu de l'affaiblir, et donneraient des inquiétudes fondées si on les répétait davantage, il convient de reconnaître la cause de cet obstacle. Il n'en a d'autre que la *Sérosité humorale*, très abondante, très brûlante dans ce cas, qui se trouve entièrement à découvert par l'évacuation des humeurs grossières, qu'elle n'a pu suivre, qui l'enveloppaient et en émoussaient l'action, et qui se trouve alors fortement exaspérée. Dans ces circonstances, les boissons émollientes, l'application d'émolliens sur la capacité de l'abdomen, les lavemens de même nature, sans toutefois négliger dans la suite ceux que l'on rend laxatifs et purgatifs à l'effet d'entretenir toujours une utile dérivation vers le tube intestinal, sont recommandés pour le double but que l'on se propose, le calme du malade et la dépuration de ses fluides. Les emplâtres vésicatoires sont souvent nécessaires aussi.

Dans tous les cas d'obstacles à la marche la plus générale et la plus uniforme du traitement par la purgation, il faudrait on le sait bien, une perspicacité toute particulière pour justement saisir le point capital, le point essentiel, et encore pourrait-elle souvent se trouver en défaut. Nous regrettons que notre Methode n'ait pas plus de partisans parmi les praticiens, et ce n'est pas notre faute si le plus grand nombre ne veut ni en reconnaître le principe, quoique tant de fois démontré vrai, ni en étudier la mise en action pour porter d'efficaces secours aux malades, dans les cas où ils peuvent les réclamer. Nous déplorons en même temps les fautes graves que plusieurs hommes de l'art ont commises dans des cas en prenant le contresens des indications que leur présentait l'état des malades.

Mais, à défaut de mettre à part quelques considérations qui n'ont d'objet que dans de rares exceptions, combien de malades, dans le cas de maladies récentes, refuseront peut-être à la *Médecine curative* la préférence qu'elle mérite à si juste titre, comme seule capable de leur éviter de longues souffrances, ou d'empêcher que les maladies ne dégénèrent en affections chroniques ! Circonvenus et trompés qu'ils seront, parce que, tenant trop fortement à d'anciens préjugés, ils la croiront impossible ou impraticable ; insuffisans pour juger par eux-mêmes, ils seront les victimes de perfides suggestions. Cependant, s'ils prenaient conseil des faits qui si souvent ont couronné cette Méthode, l'erreur déposerait son bandeau, et la jalousie briserait elle-même les traits acérés qu'elle ne se lasse pas de décocher contre ce mode de traitement. Il est le fruit de l'expérience acquise; il est soutenu par la progression de ses succès.

Combien d'autres malades, non moins pernicieusement circonvenus, après avoir entrepris le traitement de cette Méthode, s'en dédiront peut-être tout à coup, sans avoir égard à l'inconséquence qu'ils sont près de commettre! Lorsque venant à éprouver une soif ardente, une chaleur brûlante par tout le corps, une fièvre violente, des souffrances aiguës, tous accidens possibles, plusieurs, mal avisés dans ce cas, par l'effet d'une nuisible influence, ou d'une pusillanimité également préjudiciable, se compromettront au point de discontinuer ce traitement, tandis que dans ces cas il est généralement nécessaire de l'activer; cependant ils verront que leur urine est excessivement rouge, chaleureuse, enflammée, d'une consistance trouble par les matières qu'elle peut entraîner avec elle et dont elle est chargée, et, quoique la nature nuisible de leurs humeurs soit encore démontrée par de fortes cuissons qu'elles leur feront ressentir en sortant par l'anus, cuissons qui en prouvent l'action mordicante dans les entrailles et par toute l'économie animale: Eh bien malgré toutes ces démonstrations si convaincantes, ils nieront encore la *cause* des dangers qui les menacent, et l'indispensable nécessité de l'expulser. Ainsi il y aura, du moins nous le craignons, des êtres qui, oubliant le principe fondamental de notre Méthode ou le méconnaissant, périront victimes par le mauvais génie, l'engeance du mal, bien que nous ne leur épargnions pas nos conseils pour se sauver du péril: mais l'erreur, mais les préjugés!...

Nous avons appris à nous défier de la faiblesse humaine et de quelque chose de plus. Combien d'hommes, au moins inconsidérés, n'avons-nous pas rencontrés dans l'exercice de notre pratique! Il s'en est trouvé qui, après leur guérison inespérée, et même seulement après un soulagement notable, se seraient percé la veine pour signer de leur propre sang tout titre authentique que nous aurions pu leur demander, tant ils étaient émerveillés ou grandement satisfaits d'un changement qu'ils étaient loin d'attendre... Néanmoins, dans la suite, ils ont prouvé que l'inconstance et l'ingratitude sont le partage d'une grande portion de l'espèce humaine! Ceux-là ont pu se mettre au-dessus de nos reproches: mais il n'en a pas toujours été de même, surtout lorsqu'ils ont ressenti de nouvelles atteintes d'une maladie dont le germe, par leur faute, n'avait pas été totalement détruit: on ne se moque point impunément de la Vérité...

Fortement attachée aux vrais principes, la masse des malades pourrait, par des moyens reconnus et avérés, prévenir la plupart des longues souffrances dont elle est affligée, et la mort prématurée qui, à défaut de prévoyance en est la suite inévitable.

REMARQUES A FAIRE SUR LES ÉVACUANS.

Les évacuans, en général, tant les émétiques que les purgatifs, qu'elle que soit la classe dont ils sont tirés, et quoique participant de la même nature, ne peuvent, par rapport à la diversité d'âge et de sensibilité interne des malades, avoir intrinsèquement le même degré d'activité. La difference du volume des doses ne pourrait donc suffire pour adapter le même composé à tous les individus. C'est pour cela que nous établissons, pour les purgatifs seulement, plusieurs degrés d'activité comme on peut le voir dans notre *Méthode complète*. A l'égard du vomi-purgatif, il peut être établi sous un seul et unique degré d'action, parce qu'en mêlant la dose de cet évacuant avec l'infusion de thé dont il sera parlé pages 26 et 35, on le rend aussi faible qu'on le juge à propos. On n'en peut faire autant au purgatif, à peine de le décomposer, ce qui n'a pas d'inconvénient quant à ses effets ; mais, relativement à sa déglutition, l'augmentation de volume de la dose ne doit la rendre que plus mauvaise à boire. Néanmoins ce mélange a des partisans.

Le 1er degré du purgatif, étant le plus doux, convient aux enfans de six à sept ans, et à ceux au-dessous de cet âge, ainsi qu'il sera dit en parlant de sa dose. Il convient aussi aux personnes d'une sensibilité dite nerveuse, à celles qui sont âgées ou affaiblies par la longue durée de leur maladie, que l'on doute pouvoir guérir, ou que l'on veut essayer de soulager ; et généralement il est applicable à toute personne reconnue facile à émouvoir ou que l'on soupçonne telle.

Le 2e degré, étant plus actif que le 1er, est propre à la presque totalité des malades de l'un ou de l'autre sexe, même aux enfans de sept ans. C'est par ce degré que l'on doit commencer le traitement de tous les adultes ou de toutes les grandes personnes, sauf à employer dans la suite le 3e degré, ainsi qu'il va être dit. Le 2e doit remplacer le 1er dans tous les cas où celui-ci, à la dose parvenue graduellement jusqu'à quatre cuillerées, n'opère plus le nombre d'évacuations qui sera déterminé plus loin, sans que rien empêche qu'elle ne soit portée au-delà, conformément au besoin.

Le 3e degré ne peut être prescrit, lors du début du traitement, qu'aux malades qui sont reconnus difficiles à émouvoir, ou à ceux qui n'éprouvent plus d'assez nombreuses évacuations par l'action du 2e, quoique sa dose ait été portée successivement jusqu'à quatre cuillerées ou plus ; sauf à leur prescrire le 3e degre au-delà de quatre cuillerées, si à cette dose il se trouve insuffisant pour produire les évacuations exigées.

Dans le cas où le 3e degré est notoirement reconnu trop faible à la dose de quatre cuillerées, ou après avoir plusieurs fois vérifié le fait, le 4e degré, le plus actif de tous, devient nécessaire à la même dose de quatre cuillerées, sauf à la dépasser s'il en est besoin.

La personne qui se trouve avoir à sa disposition les quatre degrés de purgatif peut établir des degrés intermédiaires comme il suit : par exemple, plutôt que de porter au-delà de quatre cuillerées, la dose des 1er, 2e et 3e degrés, on augmente l'action, et par conséquent les effets de cette dose de quatre cuillerées, à l'égard du 1er degré, en la composant de deux cuillerées seulement de celui-ci, et de deux cuillerées du 2e; ou autant du 3e que du 1er pour faire le 2e degré; ou autant de celui-ci que du 4e pour établir le 3e degré. On peut aussi, dans le mélange, mettre plus de l'un que de l'autre, en raison de l'intention d'augmenter ou de diminuer l'action du purgatif dont on fait usage; tellement que, si, en place de quatre cuillerées du 1er degré, l'on en met seulement trois avec une cuillerée du 2e, c'est le 1er qui se trouve activé; si, au contraire, dans la dose du 2e ordinairement de quatre cuillerées, l'on n'en met que trois, et si on leur ajoute une cuillerée du 1er c'est le 2e qui est affaibli ; il en sera ainsi des autres degrés.

Mais il est de rigueur, et les organes passibles de la purgation exigent que l'usage successif des quatre degrés soit porté jusqu'au volume ou à la dose de quatre cuillerées au moins, et qu'elles soient reconnues insuffisantes avant de recourir au degré supérieur, tellement que ce degré supérieur ne soit jamais employé à la dose de quatre cuillerées que dans le cas où le degré qui lui est immédiatement inférieur devrait être porté à cinq. Ces mêmes organes ne permettent pas qu'un degré actif remplace un degré plus faible, sans le besoin qui vient d'être indiqué, quoique la dose du plus actif fût prise en moindre quantité que celle du moins fort, parce qu'il faut, notamment dans la suite ou vers la fin des traitemens, que les doses aient, pour s'étendre dans les voies de la circulation, le volume qui leur convient à cet effet. A l'égard des enfans, la dose devrait toujours être bornée autant que possible, à deux cuillerées, pour qu'elle leur fût plus facile à prendre ; mais trop rarement cela se peut, et souvent il faut l'outrepasser.

PRISE DES DOSES ÉVACUANTES.

Le matin est en général le moment le plus commode, et aussi le plus avantageux sous plusieurs rapports, pour prendre les doses évacuantes. Mais il existe nombre de malades ou infirmes qui ne peuvent, par rapport à diverses occupations, s'y assujétir. Souvent cet état de gêne empêche de prévenir de graves maladies dont, plus tard, on pourrait être la victime. Cette méthode offre à cet égard des ressources et des avantages bien importans et journellement appréciés. Nous allons démontrer que les facilités qu'elle donne sont dans la nature même des choses, et que cette sorte de condescendance n'est pas le fruit d'une imagination systématique.

C'est un principe fondamental, en ce qui concerne la prise des doses évacuantes, qu'après la digestion du dernier repas terminée, elles peuvent être administrées; parce qu'on est ce que l'on appelle à jeun. L'on peut être à jeun à tout instant du jour et de la nuit; ce serait donc une erreur de se croire assujetti pour cela au réveil ou lever du matin. Il est constant que, pour prendre une dose du purgatif, l'espace de six heures depuis le dernier repas, lorsqu'il a été modérément ou sobrement pris, est presque toujours suffisant. Si à l'égard de quelques personnes, il en était autrement qu'il vient d'être dit, ce serait parce que le repas n'aurait point été en rapport avec les facultés digestives actuelles de leur estomac.

Le vomi-purgatif exige au moins deux heures de plus que le purgatif pour qu'il soit administré. La différence repose sur cette considération que l'évacuant, qui doit produire le vomissement en moins de deux heures, n'attend pas que la digestion soit absolument achevée, au lieu qu'elle peut au besoin se terminer pendant le temps que le purgatif emploie pour couler vers les voies basses.

Aux conditions requises pour la digestion, les évacuans peuvent donc être pris à toute heure, soit du jour, soit de la nuit. Un malade que son incommodité ne retient même pas à la chambre, et qui a des devoirs à remplir à des heures fixes, peut en concilier l'exercice avec son traitement, en prenant les doses à l'heure convenable pour que les effets en puissent être terminés au moment où ses occupations l'appellent. Tel celui qui a des occupations, par exemple, depuis le matin jusqu'à midi; il doit prendre son repas à l'heure convenable pour que la digestion en soit faite à midi, heure à laquelle il doit prendre la dose; et il doit en être ainsi des autres heures qui auront pu être adoptées pour la prise des doses, d'après la digestion faite.

Les doses peuvent être également prises le soir; alors on se couche un instant après les avoir avalées. Mais il convient, dans la crainte de vomir la dose, que la tête et la poitrine soient plus élevées que de coutume. Ayant pris le vomi-purgatif, on se tient éveillé jusqu'à ce qu'il n'opère plus par le haut, et comme il est susceptible de procurer des évacuations par le bas, on peut s'endormir sans inquiétude comme après avoir pris le purgatif. Ces évacuans réveillent ordinairement pour produire leurs effets. Dans le cas de sommeil, les évacuations peuvent être moins nombreuses que si l'on était éveillé; mais alors elles sont souvent plus abondantes. Cette abondance provient de ce que les premiers besoins d'évacuer n'étant pas assez forts pour éveiller la personne, les matières s'accumulent et les évacuations sont plus volumineuses.

Si, en se traitant pendant la nuit, le sommeil ou le repos se trouve par trop interrompu, le malade, pour avoir une bonne nuit sur deux, peut ne prendre les doses que toutes les quarante-huit heures. Mais il est trop peu de maladies qui permettent cette marche lente de traitement. En conséquence, si dans la suite il est reconnu que les souffrances exigent de plus promptes évacuations pour que le malade soit plus tôt soulagé, il ne doit laisser entre chaque dose que l'intervalle de trente-six heures. et même moins, jusqu'à ce que sa situation soit avantageusement changée.

Mais si, immédiatement après le repas, il arrivait un accident qui fît craindre pour la vie de la personne, il n'y aurait point de digestion à attendre, il faudrait donner à l'instant le vomi-purgatif, comme capable de délivrer l'estomac de l'aliment devenu corps étranger et nuisible, et d'ouvrir la voie de la purgation, qui doit avoir lieu ensuite d'après l'ordre du traitement, ainsi qu'il est tracé aux quatre articles qui le composent.

MESURE DES DOSES ÉVACUANTES.

On fait remarquer que c'est avec la cuillère ordinaire à manger la soupe qu'on entend déterminer ou mesurer les doses; et, soit qu'elles se composent d'une seule cuillerée ou de plusieurs, elles doivent être répandues dans un verre ou tasse bien essuyée. On doit agiter la bouteille assez fortement, surtout celle renfermant le purgatif, pour que tous les élémens qui le composent se trouvent réunis.

Les évacuans en général, comme capables de produire un effet ostensible, réclament la circonspection qu'exigent les organes sur lesquels ils agissent : ceux qui provoquent le vomissement en demandent plus que ceux qui n'opèrent que par les voies basses. En commençant le traitement d'un malade, les doses doivent être déterminées d'après sa sensibilité présumée, et selon ce qui va être dit plus loin. On peut dire ici qu'il n'est pas plus possible de connaître la sensibilité de qui que ce soit, relativement à l'action des évacuans en général, sans l'avoir éprouvée, que de deviner lequel entre plusieurs hommes pourrait boire le plus de spiritueux sans s'enivrer: l'incertitude est égale dans l'un et l'autre point. Il faut donc étudier la sensibilité des malades; il faut tâtonner, pour ainsi dire, jusqu'à ce qu'on ait trouvé la dose qui leur est convenable. L'homme familiarisé avec ces médicamens possède un grand avantage sur celui qui ne les connaît point encore. Le premier craint peu les maladies aiguës, parce que, connaissant la dose qui lui convient, il ne court point les risques de manquer son but, en évacuant moins que son état de souffrance l'exige.

DOSES DU VOMI-PURGATIF.

Notez que préalablement il faut décider si on le prendra pur ou si on le mélangera avec l'infusion de thé dont il est fait mention page 23, et dont il sera parlé ci-dessous.

A l'égard des *grandes personnes* de l'un et de l'autre sexe, passablement constituées, et sans vice de conformation, la dose peut se composer *d'une pleine cuillère.* Pour les *personnes faibles, délicates, dites nerveuses, celles qui sont mal conformées ou malades depuis longtemps*, ainsi que pour celles qu'on sait être sensibles au vomissement ou qui le redoutent, on donne la cuillerée comme aux adolescens, ou comme aux enfans.

Aux adolescens de l'un et de l'autre sexe, non valétudinaires ou débiles, *une légère cuillerée :* plus légère encore aux plus faibles.

Aux enfans de six à sept ans, une demi-cuillerée : légère pour les plus jeunes.

Aux enfans de un à deux ans, un quart de cuillerée plus ou moins léger.

Aux enfans au-dessous d'un an, on diminue cette dernière dose au point de la réduire graduellement à *quelques gouttes pour celui qui vient de naître.*

On affaiblit l'action vomitive, et l'on détermine plus sûrement la dose à opérer davantage par les voies basses que par le vomissement, en ajoutant à cette dose : pour les grandes personnes, deux cuillerées de l'infusion légère de thé, chaude ou froide, sucrée si l'on veut, et une seule cuillerée pour les enfans de tous âges. Souvent il arrive qu'on reconnaît la nécessité d'employer dans la suite le vomi-purgatif pur ou sans mélange ; surtout pour les grandes personnes et dans les affections où il est indispensable de donner une commotion vomitive pour attaquer assez énergiquement le siége de la douleur. L'usage de ce mélange est souvent un surcroît de précaution, et qui peut devenir inutile; *mais la prudence réclame que l'on fasse commencer ainsi les personnes faibles ou délicates, celles qui craignent de vomir, et les enfans*. Pour ceux-ci, dans l'âge le plus tendre, une faible cuillerée de simple sirop, ou de sirop de fleurs de pêcher, ou de chicorée, ou à défaut une cuillerée du même thé, chaud et fort sucré, sont particulièrement recommandées pour ce mélange.

Règle générale : si dans l'espace de sept quarts d'heure la dose ci-devant déterminée pour chaque individu ne commence pas à opérer, soit par le haut, soit par le bas, il est certain qu'elle est trop faible ; alors il faut que le malade en répète une seconde, composée de même que la première.

Il se trouve des individus beaucoup plus difficiles à émouvoir qu'on n'avait pu le présumer ; on en voit souvent qui sont obligés, pour obtenir des effets de cet évacuant, de répéter jusqu'à quatre et même cinq fois une semblable dose ; mais dans ce cas il faut observer au moins la distance d'une grande heure entre chaque répétition.

Cette observation trace la marche à tous ceux, qui dans la suite de leur traitement, n'auront point obtenu d'évacuation de la dose ou des doses qu'ils auront prises : ils devront donc augmenter. Tel qui la première fois qu'il aura pris le vomi-purgatif, se sera trouvé dans la nécessité d'en répéter une seconde dose au bout de sept quarts d'heure, devra à l'avenir prendre l'équivalent des deux portions en une seule fois. Tel autre qui aura été obligé d'en répéter une troisième ou davantage, devra prendre, en une seule dose, un peu moins que la quantité qu'il a précédemment prise en plusieurs fois. Tel autre qui, en une seule fois, aura pris la valeur de plusieurs portions, et n'en obtenant point d'évacuations au bout de sept quarts d'heure, ne répétera néanmoins que par une seule cuillerée à la fois, prise aux distances marquées, s'il est nécessaire de répéter encore.

L'action raisonnée d'une dose a pour règle le nombre d'évacuations qu'elle doit produire. Ce nombre, à l'égard des grandes personnes, doit être de sept ou huit, tant par les vomissemens que par les voies inférieures, tout compté. Mais la dose qui porte ce nombre jusqu'à douze par les voies basses ne doit point être diminuée à l'avenir parce qu'il est avantageux d'évacuer beaucoup plus par le bas qu'on ne vient de dire, ainsi qu'on le verra par l'article du purgatif. Les plus favorisés des malades sont ceux qui, par une même dose, vomissent abondamment trois ou quatre fois sans en être gênés, et qui évacuent six à huit fois par le bas. Il en doit être de même pour les adolescens et pour les enfans, en proportion de leur individu ou de leur âge ; leurs évacuations, quoique moins nombreuses ou moins abondantes, doivent néanmoins marquer suffisamment pour faire un vide assez raisonnable.

Il ne faut pas que le même individu s'attende à voir opérer le vomi-purgatif de la même manière toutes les fois qu'il en fera usage. Il sera des jours où il évacuera par le haut et par le bas, un autre jour il évacuera par le haut seulement ; une autre fois uniquement par le bas. Ces effets différens dépendent de la situation des matières dans les entrailles, ou bien des dispositions du corps pour le choix de leur issue. Ce médicament n'agit pas non plus de même sur tous les individus ; il en est qui vomissent très facilement et en abondance, et il en est d'autres qui ne vomissent qu'avec beaucoup de difficulté et rendent très peu : il est aussi des personnes que rien ne peut faire vomir. C'est d'après cette considération, forte en elle-même, que l'émétique cru, proprement dit, doit être rejeté de toute pratique, en ce sens qu'il pourrait être nuisible de provoquer le vomissement chez un individu dont l'estomac ne peut subir ce genre d'évacuation. C'est encore d'après cette même considération que la partie vomitive doit être balancée et entraînée par la partie purgative, ainsi que nous l'avons déjà dit. Par l'effet de cette composition, les personnes qui ne peuvent vomir obtiendront, de ce mélange, des évacuations par les voies basses, aussi abondantes ou aussi nombreuses qu'elles auront donné de volume à leurs doses ; et cet évacuant prendra néanmoins sur les premières voies, quoique, peut-être, avec moins de célérité que s'il produisait le vomissement.

Ceux qui, lors de la prise de la première dose de vomi-purgatif, ayant vomi si promptement qu'elle n'a pas eu le temps de pénétrer jusqu'à la base de l'estomac, et par cette raison leur a produit trop peu d'effet, ne doivent pas néanmoins prendre la suivante plus forte, parce que, devant pénétrer plus profondément dans l'estomac que la première, en raison du vide fait par elle, les malades s'exposeraient à éprouver une trop grande fatigue, résultant de vomissemens trop multipliés : sauf à eux à se conduire plus tard d'après l'observation.

DOSES DU PURGATIF.

Les grandes personnes des deux sexes commencent l'usage du purgatif par la dose *de deux pleines cuillères*, du 2e degré.

Les personnes faibles ou âgées ne doivent commencer que par une dose plus légère, telle qu'*une seule cuillerée* ou une cuillerée et demie du 2e ou même du 1er degré.

Les adolescens commencent par *une cuillerée* plus ou moins légère du 2e degré.

Les enfans au-dessous d'un an, par un quart de cuillerée du 1er *degré*, ou moins encore pour les plus jeunes. Cette petite dose devra être mêlée, pour l'adoucir, avec autant de l'un des sirops dont il est parlé page 27, sauf, pour l'augmenter dans la suite, à mettre moins de sirop, pour la borner au volume d'une cuillerée ordinaire, si alors elle est suffisamment énergique.

Les enfans d'un à deux ans, un tiers de cuillerée environ du 1er *degré*, sauf à ajouter un peu du sirop dont il vient d'être parlé.

Ceux de deux à quatre ans, une demi-cuillerée du 1er *degré pur*.

Ceux de quatre à six ans, deux tiers de la même cuillerée du 1er *degré, pur*.

Ainsi par gradation à l'égard des autres enfans jusqu'à l'âge de sept à huit ans.

Il n'est aucune personne, à la fleur de l'âge, qui ne puisse éprouver de chaque dose purgative au moins une douzaine d'évacuations, c'est-à-dire évacuer en douze reprises, ou pousser douze selles durant l'effet de cette même dose. Il s'en trouve beaucoup qui en obtiennent jusqu'à dix-huit et vingt, et qui n'en sont que plus promptement soulagées. Il en doit être ainsi proportionnellement à l'égard des vieillards, des cacochymes ou valétudinaires, chez lesquels les évacuations ne peuvent souvent être portées au-delà du nombre de huit à dix. En descendant jusqu'à l'âge le plus tendre, ces évacuations peuvent être, pour les enfans de cet âge, au nombre de quatre ou cinq, et pour ceux de deux à six ans, de six à huit. On observera cependant que, si le malade, quoique jeune, vieux ou faible, évacuant autant que les plus fortes personnes, en reçoit du soulagement, il ne faut ni s'effrayer de l'effet, ni diminuer le volume de la dose ; mais il faudrait la réduire si le malade se trouvait affaibli, fatigué.

Il est fort essentiel de remarquer que le but de cette Méthode étant de provoquer l'évacuation des humeurs gâtées, on doit plutôt s'attacher à l'abondance des matières expulsées par l'effet total d'une dose, qu'au nombre des selles ; car deux pintes d'humeurs évacuées du corps d'un malade, en quelques selles, sont un résultat plus salutaire que ne le serait celui de douze à quinze évacuations insignifiantes par leur mince volume. Cette remarque a rapport aux malades de tout sexe et de tout âge.

OBSERVATIONS COMMUNES AUX DEUX ÉVACUANS.

L'action des deux évacuans est souvent tardive, presque toujours davantage dans la suite du traitement qu'à son commencement, et plus à l'égard de certains individus qu'à l'égard de certains autres. Aux uns, les évacuans produisent des effets, au bout d'une heure, et même en moins de temps, après avoir pris la dose ; aux autres, elle n'a point encore commencé d'opérer trois, quatre et même cinq heures après qu'elle a été prise. On remarque des individus qui, quoique ayant répété plusieurs fois une portion de dose du vomi-purgatif sans qu'ils aient vomi, éprouvent de même tardivement des évacuations par les voies basses. Les uns sont débarrassés au bout de six à huit heures des effets de leur dose ; d'autres éprouvent lentement ces effets pendant quinze heures et plus. Cette différence dans la marche des évacuans dérive de la variété de sensibilité qui se trouve dans les corps, ou bien de la nature des humeurs qu'ils renferment. Plusieurs individus éprouvent des changemens, ainsi que nous l'avons dit, chapitre 9, section 12 de notre Méthode : les uns acquièrent de la sensibilité, et ils la doivent à l'évacuation de l espèce de matière qui la leur ôtait, et les autres perdent celles qu'ils avaient, parce qu'un fluide nuisible, qui est encore en eux, durcit les membranes organiques passibles des fonctions de la dépuration; mais tous n'en sont pas moins dans le cas du même traitement, qui ne peut éprouver d'autres variations ou suspensions que celles que nous avons pu indiquer dans les quatre articles de l'ordre du traitement, sauf nos observations à cet égard, consignées page 18.

Toutes les personnes en traitement, auxquelles la maladie en laisse la faculté, peuvent se livrer à des occupations quelconques pendant le temps de la durée des effets des doses ; mais c'est aux conditions rigoureuses que leur travail ne sera nullement fatigant, ni au physique ni au moral, et qu'elles ne s'occuperont que pour leur agrément ou pour faire une utile diversion. Ces mêmes personnes ne sont pas tenues de garder le lit, lorsqu'aucune cause ne les y oblige, ni même de tenir la chambre dans le beau temps, quand elles n'ont point à redouter l'action de la température, ni l'intempérie des saisons. De la prudence, sans doute, mais une sage liberté convient à tous ; pour plusieurs elle est indispensable, et souvent même elle facilite les effets des médicamens.

Quant aux effets immediats des doses, nul malade ne doit se contenter de moins d'évacuations que le nombre indiqué précédemment, parce que, en n'évacuant pas suffisamment, tout malade pourrait se causer un préjudice notable ; il multiplierait les doses, il prolongerait son traitement, il pourrait augmenter ses souffrances, en mettant ses humeurs en mouvement sans les expulser; il n'arrêterait pas les progrès de sa maladie; enfin il pourrait s'exposer aux plus graves accidens. Mais on ne doit pas continuer les doses qui se seraient trouvées avoir trop d'activité. D'après ces deux considérations, les grandes personnes qui n'ont point obtenu, de la dose qu'elles ont prise, le nombre d'évacuations qui est expressément recommandé, et les personnes qui, en ayant éprouvé beaucoup au-delà de ce nombre, en ont été par trop incommodées, doivent augmenter ou diminuer, selon le besoin reconnu, la dose suivante : savoir, pour le purgatif, d'une cuillerée, ou au moins d'une demie, et le vomi-purgatif, d'une demi-cuillerée seulement; ainsi les malades doivent augmenter ou diminuer les doses, dans la suite, pour se fixer à peu près sur le nombre d'évacuations qui vient d'être déterminé. A l'égard des enfans, ainsi que le besoin l'exige, on augmente ou on diminue les doses subséquentes, soit par tiers, soit par moitié de leur volume primitif, et, ainsi que l'intelligence peut le suggérer, d'après les effets que les précédentes ont produits.

Dans le cours du traitement d'une maladie quelconque, et particulièrement des maladies chroniques, les doses purgatives peuvent cesser d'opérer autant, dans la suite du traitement, qu'à son commencement. Cette différence peut provenir de ce que le corps a perdu de sa sensibilité comme aussi de ce que la plénitude du tube intestinal ne peut toujours être la même, puisqu'on l'a évacué; néanmoins il ne faut pas manquer d'augmenter les doses, ni d'employer le degré de purgatif qui se trouve être nécessaire, par rapport au peu de sensibilité, ou au peu d'effet produit. On doit toujours se régler, en ce point, sur la même quantité d'évacuations par les voies basses, ou à peu de chose près; sans cette attention on ne dégagerait pas la circulation, embarrassée par les fluides, puisque les purgatifs, faute d'une suffisante action, ou d'une dose assez volumineuse, ne pourraient percer l'encombrement qui existe, ni par conséquent se filtrer dans les vaisseaux et encore moins dans le tissu des chairs. On ne guérirait donc point, par la raison qu'on ne détruirait pas la *cause* des maladies.

On doit reconnaître qu'il se rétablit une nouvelle plénitude dans le canal intestinal pendant les suspensions des évacuations déterminées dans l'ordre du traitement, et que plus ces suspensions ont été de longue durée, plus on doit y avoir égard. C'est pour cela que, quand on reprend un nouveau cours de purgation, après une suspension, l'on doit avoir l'attention de prendre la première dose un peu plus volumineuse que ne l'avait été la dernière du cours précédent; souvent même alors il est nécessaire d'user d'un degré d'évacuant moins actif que celui dont on faisait usage auparavant. Cette mesure est de rigueur quand on voit se rétablir la sensibilité interne, détruite par la malignité des fluides, sauf à donner aux doses subséquentes l'activité exigée pour la quantité d'évacuations déterminée, à laquelle il faut constamment s'efforcer d'atteindre.

Nulle dose, soit vomi-purgative, soit purgative, n'est trop forte, quel qu'en ait été le volume, lorsqu'elle ne produit point d'évacuations au-delà du nombre dont il a précédemment été parlé. On répétera ici ce qui a été dit en différens points de ce chapitre, et ailleurs, que, si le malade éprouve, durant les effets d'une dose, ou après qu'ils sont terminés, une gêne ou un malaise quelconque, un redoublement de ses douleurs, ou quelque affection qui jusqu'alors lui avait été inconnue, et même quelque grave accident, il doit reconnaître que la mauvaise nature de ses humeurs comme leur mise en mouvement en sont toujours l'unique cause; il doit concevoir aussi que les médicamens qui ont opéré d'innombrables guérisons ne peuvent nuire une seule fois à qui que ce soit, étant convenablement administrés. Les cas de malaises ou de souffrances survenus imposent souvent l'obligation d'activer le traitement d'après l'article 3, jusqu'à ce que le malade soit soulagé.

Il est encore à faire observer que jamais, peut-être, deux accidens majeurs ne se sont reproduits de suite dans le même sujet qui a usé de persévérance dans la purgation, après avoir éprouvé un accident de cette nature. L'ignorance dans laquelle sont quantité de personnes à cet égard produit un mal incalculable; qu'elles se laissent donc instruire plutôt que de fouler aux pieds la vérité, et de périr victimes de captieuses assertions, ou de préventions irréfléchies. On n'a qu'à se donner la peine de lire les faits de pratique à l'appui de cette Méthode, et l'on ne manquera point de renseignemens à ce sujet.

En supposant qu'une dose eût été trop active, parce qu'elle aurait été prise trop forte ou en trop grand volume, la *cause* de la maladie n'en resterait pas pour cela moins à évacuer. Ce cas arrivant, il faut diminuer la dose suivante, si le besoin l'exige, ainsi qu'il a été dit, et il faut continuer le traitement, si l'on ne veut pas s'exposer à de graves accidens. Mais, si une dose se trouve trop faible pour expulser suffisamment la plénitude humorale qui existe au moment de l'accident éprouvé, et dont nous venons de faire mention, le malade peut en être plus incommodé que si cette dose eût été plus énergique, et même un peu trop forte: dans ce cas, il faudrait par suite en administrer une autre qui fût plus active, étant plus volumineuse.

COULEURS DES HUMEURS EN PURGATION.

Tout effet a sa cause; nous le répétons encore ici, en vue de fixer l'attention sur une pratique de la Médecine ou dans les cas de maladie. Ainsi que les humeurs en se corrompant acquièrent toute chaleur brûlante ou corrosive, avec l'odeur infecte qu'on trouve dans tous les degrés ou périodes de l'état de souffrance, par rapport à leur nature; de même, en se dépravant, ces matières prennent les couleurs particulières à chacun des degrés de leur dégénération. C'est au temps de la purgation, lorsque les humeurs sortent du corps qui les renferme que nos sens peuvent nous servir à reconnaître la couleur des humeurs, comme leur infection, et nous faire juger de leur action nuisible pendant leur séjour dans le corps affecté de maladie. La bile est l'humeur colorante; sa couleur naturelle, dans l'état de santé, est un jaune clair. Ici l'on considère les humeurs en masse; et, lors de leur évacuation, on remarque les couleurs ci-après : au premier degré de corruption, les humeurs présentent une teinte jaune foncé, tirant sur le vert, mélangée de blanc, de gris et autres nuances; au second degré, elles sont verdâtres, ou d'un vert foncé; au troisième, elles sont d'une couleur de vert brunâtre; au quatrième degré, on les rend brunes ou noirâtres; au cinquième degré, elles sont entièrement noires.

Dans nos premières éditions, nous avons omis de parler de la *bile bleue*. Cette couleur, alors rarement remarquée, s'établit comme les autres couleurs, par l'effet de la corruption. Nombre de nos malades l'ont vue sortir de leur estomac : et nous-même en avons été attaqué. Elle ressemble assez à *cette solution* d'indigo dans laquelle les lingères mettent leur linge au bleu. Les malades qui l'ont rejetée par les voies supérieures étaient violemment attaqués, et nous savons combien nous fûmes souffrant à cette époque de la maladie où nous remarquâmes cette sorte de bile : ce qui prouve qu'elle est d'une très mauvaise nature. Jusque-là nous avions, en quelque sorte, douté de l'existence de cette couleur, que nous rangeons au moins dans la classe du quatrième degré de corruption.

Si parmi les couleurs de la bile dont nous venons de parler, les deux premières ne montrent point de signes de danger, il n'en est pas de même des autres. Les dernières sont redoutables : elles sont les couleurs de la putridité, de la putréfaction, même contagieuse ou pestilentielle. Presque toujours ces couleurs sortent mélangées du corps malade qui les évacue, mais souvent celles des derniers degrés sont très prononcées dans des selles particulières. Il n'est pas plus permis de suspendre le cours des évacuations, quand les malades rendent ces dernières couleurs, que lorsqu'ils évacuent une infection à incommoder gravement les assistans. Jamais, dans ces circonstances, on ne peut être raisonnablement surpris de la gravité de la maladie, ou de l'extrême violence des douleurs.

La sortie visible de ces sortes d'humeurs est un sujet de consolation pour le malade; elle doit le déterminer plus volontiers à activer les évacuations, en suivant rigoureusement l'article 3 de l'ordre du traitement, si, de plus, les souffrances sont aiguës; car ce ne peut être qu'après l'expulsion de ces matières qu'elles ne seront plus à craindre. Dans tous les cas, il est toujours prudent, quel que soit celui des articles de l'ordre du traitement qui soit suivi, de ne point ralentir les évacuations, par la crainte de rechutes ou redoublemens, tant que les matières ne se rapprochent point convenablement de leur état naturel. Tel est le guide qu'il faut suivre, et ce guide ne trompera point, puisque c'est par les matières évacuées que l'on préjuge de la nature de celles qui restent à expulser : c'est, proprement parlant, l'échantillon par lequel on peut juger la pièce.

Dans le chapitre premier de notre méthode, nous avons parlé des exhalaisons infectes et nuisibles qui émanent des corps malades. Combien de témoins du traitement de cette Méthode n'attesteraient-ils pas avoir été forcés, à l'occasion de matières infectes dont il a provoqué l'évacuation, d'ouvrir, même précipitamment, portes et fenêtres, tant ils se sentaient près d'être suffoqués par les émanations de ces matières; ils pourraient aussi rendre compte de la peine que l'on a eue pour désinfecter la chambre de ces malades: les mêmes témoins qui liront cette note pourront affirmer que nous n'exagérons pas.

BOISSONS AVEC LE VOMI-PURGATIF

Il n'est pas nécessaire de boire dès l'instant où l'on vomit; mieux vaut laisser agir un peu la dose avant de prendre quelque chose. Mais, en supposant qu'elle vienne à produire des effets pénibles, et que le malade en soit trop fatigué, il faut, dans ce cas, qu'il boive à chaque quart d'heure, ou plus souvent, une tasse d'une infusion très légère de thé, ou bien, à défaut de thé, de l'eau pure; l'une et l'autre tièdes, et sucrées si l'on veut. Le thé est préférable, parce que c'est un précipitant qui aide aux évacuations des voies basses, et que celles-ci ayant lieu elles soulagent les voies supérieures, ainsi qu'il a été dit pages 27 et 28. Les breuvages n'étant nécessaires que pour affaiblir l'action vomitive de la dose, et l'aider à opérer par le bas, comme il a déjà été dit, il ne faut donc point boire tant qu'elle opère lentement et doucement, puisque, n'étant point trop active, elle ne doit point être affaiblie. Mais, si le malade éprouve de l'altération, il peut boire de ce même thé, ou de l'eau, de distance en distance, et pour se rincer la bouche à cause du mauvais goût. Lorsque la dose a cessé d'opérer par le haut, et si la soif continue durant les évacuations par le bas, le malade peut boire, mais toujours tiède, comme avec le purgatif.

Soit par erreur, soit autrement, si une dose de vomi-purgatif avait été prise évidemment trop forte, et qu'elle fût suivie de crampes et d'excessifs vomissemens, on en arrêterait les effets au moyen d'une ou plusieurs tasses de bouillon chargé de graisse, ou bien, à défaut de ce bouillon, avec quelques cuillerées de beurre frais fondu, répétées à quelque distance les unes des autres jusqu'à cessation de l'accident. Cette mésaventure ne peut être une cause légitime de suspension du traitement, qui doit être continué le lendemain, comme si rien ne fût arrivé.

Il est à propos de dire ici, pour que tout le monde le sache, que l'émétique et ses préparations ne sont ni ne peuvent être des poisons par leur nature, parce qu'ils n'ont aucun caractère de causticité. Ils ne peuvent nuire que par une trop forte dose, et en cela leur action est commune avec beaucoup d'autres substances, notamment les spiritueux en général.

BOISSONS AVEC LE PURGATIF.

Avec le purgatif il n'est pas non plus nécessaire de boire, et il rejette l'usage de toute boisson, avant qu'il ait produit plusieurs évacuations, à peine de s'exposer au vomissement, par la surcharge qu'en pourrait éprouver l'estomac. Une demi-pinte environ de liquide peut suffire durant ses effets ; encore doit-on la prendre en plusieurs fois, pour humecter quand le malade a soif ou éprouve de la sécheresse dans la bouche. Cette boisson peut se composer de la même infusion légère de thé, de bouillon aux herbes, bouillon de chou, bouillon gras coupé d'eau, petit-lait, eau sucrée, eau panée, avec addition, si l'on veut, à cette eau pour la colorer seulement, d'un peu de vin, ou autres boissons en usage : le tout pris tiède pendant l'opération de la dose.

C'est ordinairement après que les doses du purgatif ont fini ou presque terminé leurs opérations, que les malades sont altérés, quand ils doivent l'être ; dans ce cas ils peuvent prendre à discrétion les boissons ci-dessus, ou autrement ils se conduisent comme il sera dit ci-après.

Règle générale : toute dose qui laisse beaucoup de soif après ses effets indique par-là le besoin d'en reprendre une autre, le lendemain au plus tard, puisque cette forte altération est causée par la chaleur brûlante des humeurs, la même qui fait éprouver la maladie, ainsi qu'il est démontré dans le cours de notre méthode.

RÉGIME DE CETTE MÉTHODE.

Le régime à suivre par les malades en traitement, d'après cette Méthode, est fort simple, comme on va le voir ; mais sa simplicité n'en est pas moins coordonnée et parfaitement d'accord avec la Nature, quoi qu'en puissent dire les chauds partisans de la diète.

Si le malade en purgation prenait des alimens, ou seulement un bouillon avant que son estomac pût les supporter, ou fût disposé à les recevoir, il pourrait les rejeter. Mais aux conditions suivantes : 1° lorsqu'une dose, soit vomi-purgative, soit purgative, a produit à peu près les deux tiers des évacuations qu'on en doit attendre par le bas, conformément au nombre que nous avons déterminé ; 2° environ cinq ou six heures après que cette dose a été prise, si elle n'a pas été tardive à opérer; 3° si elle ne donne plus de rapports ou renvois à la bouche; 4° plus sûrement encore, et c'est la meilleure indication, si la disposition de l'estomac pour recevoir de la nourriture se fait sentir; le malade, réunissant ces quatre conditions, peut au moins recevoir un bouillon gras. S'il se sent en état de prendre un potage ou une soupe en place de ce bouillon, on la compose selon son goût, et il la prend; autrement il laisse un intervalle quelconque entre le bouillon et le potage.

Environ une heure après le bouillon ou le potage pris, et même sans laisser aucune distance, si le malade est bien disposé, il peut faire usage de l'espèce d'aliment qui lui fait plaisir; s'il a de l'appétit il peut le satisfaire et manger de toutes choses avec prudence et sagesse, mais de toutes choses dont il a l'habitude d'user: il doit plutôt multiplier ses repas que de prendre une trop grande quantité d'alimens à la fois. Une nourriture saine est indispensable; les bons alimens sont préférables à ceux qui ont peu de parties nutritives: les légumes, les fruits, le maigre en général, sont de ce nombre. Néanmoins on n'impose pas au malade l'obligation de s'en priver, lorsque le goût les appelle, ou s'il n'a point d'autre nourriture. Les fruits cuits et crus flattent souvent le goût d'un malade; ceux-ci, bien mûrs, ne sont pas des crudités nuisibles, comme pourraient l'être les salades le jour même ou la veille d'une purgation. Les alimens âcres, trop salés ou de haut goût, ceux qui sont reconnus échauffans, irritans, et les indigestes doivent être proscrits. Proprement parlant, cette Méthode ne demande pour la guérison des malades que le pot-au-feu; mais on peut dire qu'elle l'exige impérieusement; car, à peu d'exceptions près, tout le monde se trouve bien d'un bouillon gras, et d'une soupe ou potage de même nature, le jour d'une purgation.

L'usage modéré du vin, le rouge préférablement au blanc, pour les personnes qui peuvent se procurer le rouge, ou qui n'ont pas une entière habitude du blanc, ne peut nuire, à moins que dans l'estomac, une humeur acide excitée par ce spiritueux, n'incommodât la personne en traitement; alors il faudrait s'en abstenir: néanmoins, à l'égard de presque tous les malades, le bon vin est recommandé. Mais, en outre de ce qu'il vient d'être dit à son sujet, l'on doit faire attention à l'effet qu'il produit sur le système général de l'individu. On sait, et il est sensible, que les vineux ou spiritueux agissent sur les fluides, qu'ils remontent la fibre, qu'ils donnent du ton. Il est donc conforme aux règles de la prudence, tant que les fluides sont encore d'une mauvaise qualité, d'user de ce liquide avec modération; sauf à être un peu moins circonspect lorsque le vice des fluides sera évacué. Tout homme de bon jugement concevra que les fluides gâtés, qui sont la cause de la douleur, doivent l'augmenter à mesure qu'ils sont excités par un agent quelconque. Généralement parlant, les stimulans, tels que le café, les liqueurs fortes ou échauffantes, une trop grande quantité de vin, ne conviennent point aux personnes d'une santé frêle, d'une certaine maigreur ou sans un passable embonpoint; et moins encore aux individus qui en éprouvent de l'insomnie, ou tout autre effet incommode quel qu'il puisse être.

Lorsque dans la maladie il y a une cause capable de produire une soif ardente, ainsi qu'il a été dit en parlant des boissons avec le purgatif, elle se fait ordinairement ressentir vers la fin des effets de la dose évacuante ou pendant le repas qui la suit. Après avoir mangé, le malade n'est plus assujetti à donner à sa boisson le léger degré de chaleur qui est fortement recommandé pendant les effets des doses; néanmoins plusieurs personnes se trouvent bien de boire tiède. Le malade peut alors boire de l'eau sucrée, ou de l'eau avec un peu de vin; à défaut de vin, sa boisson ordinaire, le cidre, la bière, s'il en a l'habitude, ou autrement de l'eau panée pure, ou mélangée, soit avec cette même boisson, soit avec du vin; et enfin, pour étancher la soif, il peut prendre avec prudence, toute boisson d'un usage reconnu.

Après avoir pris de la nourriture, le malade non retenu au lit ni à la chambre, et qui est en état de vaquer à ses affaires, peut s'y livrer; il peut sortir de chez lui, en prenant toutefois des précautions contre les deux extrêmes de la température; mais en tout il doit être prudent et réservé. Après le repas il peut s'opérer encore quelques évacuations qui sont la suite des effets de la dose qu'il a précédemment prise, et le résultat probable du ton que les alimens ont donné à ses organes.

A défaut d'appétit, ou de goût pour les alimens solides, comme il arrive dans les maladies caractérisées, surtout au commencement du traitement, lorsque la même dose dont il est parlé plus haut a produit, comme il est dit, un nombre d'évacuations tel que l'état de l'estomac fasse connaître qu'elle est filtrée dans les voies basses, le malade, pour soutenir ses forces, doit, autant que possible, prendre le bouillon gras, fort et substantiel, sans crainte que l'excès en puisse jamais être nuisible, parce que, outre qu'il est confortant, il adoucit l'acrimonie des humeurs qui restent encore à évacuer. De plus et autant qu'il est possible, il prendra les soupes ou potages au gras, ou au maigre, ou le chocolat, selon qu'il les aime, sans cependant négliger les alimens gras, qui sont préférables généralement.

Dans tous les cas où les alimens solides, ou seulement liquides, seraient vomis, soit parce qu'ils auraient été trop tôt pris après la purgation, soit à cause que l'estomac n'aurait alors pu les supporter, il faudrait quelque temps après, les réitérer dans l'espérance fondée qu'ils ne seront point rejetés, car il arrive rarement qu'ils le soient à la seconde tentative.

Si le malade, durant une longue maladie, éprouve une altération forte ou prolongée, le même bouillon gras coupé, les bouillons maigres et l'eau panée ou sucrée, sont préférables aux tisanes débilitantes toujours trop généralement employées durant le cours des maladies,

RÉGIME D'APRÈS L'ARTICLE 4.

Les malades auxquels les doses évacuantes produisent promptement leurs effets, comme dans l'espace de six à huit heures, et qui, par conséquent, peuvent faire une couple de bons repas dans la journée, sont ordinairement en état de réitérer ces doses pendant un assez bon nombre de jours de suite avant de suspendre le cours de la purgation; ceux, au contraire, chez lesquels les doses, même renforcées, opèrent lentement, sont loin d'être aussi favorisés. On a vu, chez nombre d'individus, les doses employer, pour produire leurs effets, le double de temps qu'il vient d'être dit, et permettre trop peu de nourriture au malade pour qu'il lui fût possible de les répéter au bout de vingt-quatre heures. Les premiers malades dont on vient de parler, pouvant accélérer la marche du traitement, sont plus tôt guéris que les autres; ceux-ci sont forcés de le conduire avec plus de lenteur, et de laisser écouler trente heures, et même plus, d'une dose à l'autre, pour avoir le temps de prendre des alimens, parce que leur individu n'a pas moins besoin de subsistance que s'ils étaient plus faciles à émouvoir.

RÉGIME SELON L'ARTICLE 3.

Quand un malade est obligé de répéter les doses évacuantes comme il est dit à l'article III de l'ordre du traitement, il faut mettre à profit tous les momens, de manière à ce que le malade prenne autant de nourriture que possible, sans toutefois nuire à la marche rapide des évacuations, principalement lorsqu'elle est indispensable. En principe général, plus le repas est léger, moins ordinairement il faut de temps pour en faire la digestion, et plus tôt on peut répéter la dose évacuante. Lorsqu'un malade n'a pris qu'un léger bouillon, deux heures peuvent suffire à la digestion, et il peut répéter la dose; s'il n'a pris qu'une soupe légère, il suffit de trois heures, et la dose peut être prise; si le repas a été plus fort, il faut qu'il se conduise comme il est dit, page 24.

SOINS A DONNER AUX MALADES.

Dans tous les cas, les malades seront tenus dans un grand état de propreté. On respectera leur sommeil naturel, et on le protégera en usant de toutes les précautions possibles; par là ils récupèreront celui que la maladie, ou la marche active du traitement, aurait pu leur avoir fait perdre. On leur évitera tout ce qui pourrait les affecter au moral; on les encouragera, on les consolera, on leur procurera autant que possible de l'agrément, par quelques utiles diversions, sans les fatiguer en quoi que ce soit. L'air de leur habitation sera souvent renouvelé, en prenant les mesures convenables pour qu'ils n'en puissent être incommodés. Le linge sera souvent changé, et l'on agira aussi à cet égard avec toutes les précautions possibles. On écartera de leur chambre les déjections, et généralement tout ce qui en pourrait infecter l'air.

FAITS DE PRATIQUE.

OBSERVATIONS ET DISSERTATIONS

MÉDICALES.

FAITS DE PRATIQUE,

OBSERVATIONS ET DISSERTATIONS

MÉDICALES,

Publiés par des Docteurs en Médecine et des Chirurgiens, sur la MÉTHODE CURATIVE du chirurgien LE ROY,

ET

Recueillis par le docteur SIGNORET.

A M. le rédacteur de la *Gazette des malades.*

Monsieur, pour le bien de l'humanité, je vous prie de me permettre de faire connaître, par la voie de votre journal, quelques-uns des heureux effets que j'ai obtenus de la Méthode Le Roy, depuis deux ans que j'en fais usage, non seulement pour mes malades, mais encore pour ceux de mes confrères, après qu'ils les ont abandonnés aux soins de la Nature, ne pouvant mieux faire.

Je serai concis le plus possible, et ne citerai que des faits qui, tous les jours, pourront être constatés par les détracteurs eux-mêmes et par les malades qui, n'ayant point trouvé de soulagement dans les traitemens faits par ces Messieurs, auraient le désir, comme dernière ressource, de faire usage de la précieuse Méthode de M. Le Roy. Je les prendrai dans la classe des maladies chroniques et dans celle des maladies aiguës qui ont été confiées à mes soins, afin d'offrir des preuves irrécusables du bien que doivent et que peuvent en attendre les malades dans l'un et l'autre cas.

MALADIES AIGUES. *Premier fait.* PNEUMONIE. — Pierre Artaud, âgé de trente ans, de la commune de

Saint-Maurice, à deux pas de La Rochelle, fut atteint, l'année dernière, au mois de juin, d'une pneumonie terrible, qui avait pour symptômes alarmans une toux opiniâtre et très pénible, une douleur aiguë au côté droit, avec crachement de sang, douleur de tête affreuse, fièvre considérable, et ne pouvant se tenir ni couché ni debout. Appelé le deuxième jour de l'invasion de la maladie, je le fis sur-le-champ vomir avec une cuillerée du vomi-purgatif, qui lui fit rendre une pleine cuvette de bile noire et verte et plusieurs selles de même nature et d'une odeur infecte. Après cinq heures de repos, l'état du malade s'étant amélioré, je réitérai la même dose, qui fit disparaître la presque totalité des symptômes dont je viens de parler, la toux n'étant presque plus sensible et la fièvre s'étant calmée. Le lendemain, il prit une dose de purgatif; les quatrième et cinquième jours, mêmes moyens; le sixième, je lui permis de manger un peu et de se promener, et le septième de travailler s'il le jugeait convenable; ce qu'il fit, au grand étonnement des nombreuses *commères* du village, qui avaient souvent dit qu'il mourrait de cette maladie, surtout avec le traitement que je lui faisait suivre. Ce jeune homme, depuis cette époque, est mieux portant que jamais, et ne craint pas les maladies inflammatoires qui affligent en ce moment notre ville, et particulièrement *les individus qui n'ont jamais fait usage des remèdes de la Méthode de M. Le Roy.*

Deuxième fait. Croup. — A peu près à la même époque, une petite demoiselle, âgée de deux ans et demi, rue Saint-Julien-du-Beure, en cette ville, fut atteinte du *croup.* Les accidens étaient assez alarmans pour faire craindre une suffocation prochaine. Lorsque j'arrivai auprès d'elle, il n'y avait pas un instant à perdre. Une dose de vomi-purgatif fit disparaître tous ces accidens; le soir elle put se promener, et une dose de purgatif, le lendemain, acheva sa guérison.

Troisième fait. Croup. — Un petit garçon du même âge, et dans le même temps, frappé comme par la foudre de la même maladie, en a été aussi promptement débarrassé par les mêmes moyens : *C'est ainsi que ce remède, administré méthodiquement, et dans des circonstances opportunes, venge son auteur des tracasseries qu'il éprouve.*

Maladies chroniques. *Premier fait.* Hémiplégie. — Une femme, agée de soixante-quinze ans. domestique de M. D...re, rue Bethléem, atteinte d'une hémiplégie et de tremblement des extrémités supérieures, ainsi que de la mâchoire inférieure, pouvant à peine articuler quelques mots, et presque dans l'enfance, abandonnée par deux médecins justement célèbres de cette ville, eut recours à moi, il y a à peu près quinze mois, malgré son maître et les *commères* du voisinage. Je crus pouvoir lui offrir quelques secours; je la traitai, en effet, pendant dix-huit à vingt jours, avec les remèdes de M. Le Roy; et ce peu de temps a suffi pour lui faire rendre un *ténia* de vingt aunes ou à peu près de long, par morceaux d'une et de deux aunes, et une quantité immense de bile et de glaires de la plus mauvaise qualité ; et enfin, par suite, faire disparaître totalement son hémiplégie et son tremblement de mâchoire, et diminuer sensiblement celui des extrémités supérieures. Depuis cette époque, cette femme va de mieux en mieux ; elle fait son service comme il y a vingt ans, et n'a aucune espèce d'infirmité résultant de ce traitement. Son maître, antagoniste prononcé de ces remèdes, est cependant enchanté de la guérison de cette femme, à laquelle il tient beaucoup.

Deuxième fait. Apoplexie et Lumbago. — M. R..., agé de soixante-dix ans, d'une forte constitution, fut atteint d'une fausse apoplexie, il y a environ quinze mois. Traité avec beaucoup de soin par son médecin, pendant trois mois, le succès ne répondit pas à son zèle. La paupière supérieure de l'œil gauche paralysée, la vue un peu embrouillée, et la bouche de côté, indiquaient assez que la cause de cet accident n'était pas détruite. Quelques mois passés dans cet état, à quoi il faut ajouter un *lumbago*, décidèrent le malade à me faire demander si je pensais que les remèdes de M. Le Roy pourraient lui être de quelque utilité. Mon affirmative le décida : une douzaine de doses de *purgatif* et de *vomi-purgatif* lui ont été administrées dans l'espace de vingt jours à peu près, et elles ont été suffisantes pour faire disparaître tous ces accidens ; et depuis cette époque, M. R. n'a besoin que de faire usage, tous les quinze à vingt jours, d'une dose du purgatif, 3e degré, pour se maintenir en bonne santé et jouir de toutes ses facultés.

Je borne ici mes citations, Monsieur ; je pourrais en faire trois ou quatre cents d'un égal intérêt, mais je crains de devenir importun. D'ailleurs celles-ci me paraissent suffisantes pour convaincre les incrédules et aider les médecins de bonne foi à se décider à faire un examen sévère des effets de cette Méthode, et surtout, à ne pas aussi légèrement juger qu'elle est meurtrière pour l'humanité souffrante.

F. Lelouis, maître en chirurgie, ex-chirurgien de première classe des hôpitaux militaires.

A M. le rédacteur de la *Gazette des malades*, à Paris.

Monsieur, je satisfais avec plaisir à l'invitation contenue dans votre n° 22, parce qu'elle peut coopérer à découvrir des vérités utiles à l'humanité souffrante, et à présenter sous son vrai point de vue la Méthode de Le Roy. En conséquence, je vous invite, Monsieur, à faire insérer dans votre plus prochain numéro les trois faits qui suivent :

Maladies aigues. *Premier fait*. — M. P...., âgé de vingt-six ans, habitant cette ville, bien constitué, ayant eu accès auprès d'une femme qu'il croyait en bonne santé, fut atteint, huit à dix jours après, d'un écoulement gonorrhéique et d'un bubon à l'aine droite ; étonné de l'apparition de ces deux maladies, il vint me consulter Après l'examen des parties, je fus bientôt convaincu qu'il s'était trompé, et que, bien loin d'être pure, cette femme était atteinte du virus syphilitique qu'elle lui avait communiqué.

Suivant les désirs du malade, mais un peu malgré moi, ne connaissant pas alors tous les résultats qu'on pouvait obtenir avec de tels moyens, ceux de la *Médecine curative*, je les lui administrai. Les huit premiers jours du traitement, il prit vomitif et purgatif alternativement, à doses proportionnées, qui produisirent des évacuations considérables. Les 9e et 10e jours, il se reposa. Je me contentai de lui prescrire une friction mercurielle (*ces deux jours seulement*) à la partie interne et supérieure de l'aine droite, pour faciliter la résolution du bubon qui était déjà sensiblement diminué.

Le douzième jour, le malade recommença l'usage des purgatifs, et les continua jusqu'au dix-huitième, époque où tout avait disparu. Je le laissai reposer quelques jours, à l'effet de m'assurer si sa guérison était parfaite, le maintenant seulement à l'usage d'une tisane légèrement sudorifique; et enfin, le vingt-cinquième jour, son état me sembla si bon, que je l'autorisai à reprendre son régime de vie ordinaire. Depuis ce temps, il s'est écoulé l'espace de *dix-huit mois ou à peu près*; il a conservé sa première vigueur sans s'être jamais aperçu du moindre petit symptôme qui pût lui indiquer que sa santé ne fut pas parfaite.

Deuxième fait. — Madame M.., demeurant rue des Merciers, en cette ville, fut atteinte, il y a à peu près quinze mois, d'une entérite compliquée de déjections sanguinolentes, de ténesmes affreux. Son médecin, homme de talent, mais grand partisan des sangsues, de l'eau de gomme et de la diète, se contenta de lui prescrire ces moyens pendant plus de quinze jours, sans aucune espèce de succès. La malade désespérée, m'ayant fait appeler, je profitai de la confiance qu'elle avait dans la méthode et les remèdes de M. Le Roy, pour les lui proposer, les regardant comme très propres à remplir le but de la Nature, et à la débarrasser de l'affreuse position dans laquelle elle se trouvait. Elle a accepté avec plaisir mes conjectures, et une dose de vomitif lui fut administrée à l'instant même. L'effet en fut prompt; une pleine cuvette de bile infecte, cinq à six litres de matières d'une odeur cadavéreuse et teintes de sang, furent le résultat de ce premier moyen. Le reste du jour présenta un peu de soulagement obtenu; un lavement de graine de lin lui fut prescrit; et son eau de gomme continuée jusqu'au lendemain.

La malade se trouvant un peu soulagée, je lui donnai une nouvelle dose de vomitif qui produisit le même effet que la veille, et fit disparaître la presque totalité des douleurs, ainsi que la teinte de sang que présentaient les déjections avant l'administration de ce remède. La fièvre, qui jusqu'alors avait été très forte, avec anxiété considérable, ayant diminué, je lui prescrivis pour le lendemain, une dose de purgatif deuxième degré. Des selles fréquentes, d'une odeur moins forte que la veille, se terminèrent avant la fin du jour, ne laissant à la malade, de tous les symptômes de sa maladie, qu'une grande faiblesse.

Le quatrième jour elle se reposa, continua cependant l'usage de son eau de gomme, et de son lavement de graine de lin; le cinquième, je la purgeai de nouveau avec le même succès.

Du cinquième au dixième, je lui

permis un potage au riz, son eau de gomme, plus un lavement de son et de suif par chaque jour. Le onzième, son état ne laissant plus de traces de la maladie que la faiblesse, suite nécessaire de cette même maladie et d'une diète de vingt-cinq jours, je lui permis d'augmenter ses alimens, et je cessai de la voir le douzième, la trouvant trop bien pour avoir besoin de mes conseils. Depuis cette époque, sa santé s'est parfaitement maintenue, et elle bénit tous les jours les remèdes de M. Le Roy et sa Méthode, malgré *l'ordonnance de proscription* lancée contre l'un et l'autre, et même contre leurs partisans.

Maladie chronique. *Fait unique* — Le nommé M...., maçon de cette ville, ancien soldat carabinier, très souvent malade, et spécialement atteint d'un engorgement douloureux au foie, qui lui donnait fréquemment la fièvre et une odeur cadavéreuse à la bouche, eut recours à moi, après avoir été traité *par quatre médecins de cette ville*, pendant près de huit mois, sans pouvoir obtenir autre chose que la cessation momentanée des accès de fièvre. Désespérant d'être rappelé à la santé par les soins successifs de ces messieurs, ses douleurs augmentaient de jour en jour, accompagnées de vomissemens fréquens. Ma première visite me convainquit qu'il avait un engorgement chronique au foie, avec saillie à l'hypocondre droit, assez forte pour avoir fait croire, à l'un des premiers médecins, que c'était une hernie de ce viscère. *Comme c'était à mes yeux une tumeur et non une hernie*, je ne balançai pas à seconder la Nature, en administrant à ce malade une dose de vomitif, qui produisit un effet si considérable, que sa chambre en fut inondée. L'odeur infecte qui en résulta ne me laissa aucun doute, et me détermina à réitérer, le lendemain, la dose, qui opéra de la même manière, et fit très facilement apercevoir une diminution notablement sensible dans tous les symptômes.

Le troisième jour, le malade prit trois cuillerées de purgatif, troisième degré, qui remplirent mon attente.

La tumeur ayant totalement disparu, les vomissemens cessé et sans aucune apparence de fièvre, je laissai le malade reposer le quatrième jour : il fut purgé le cinquième avec le même succès. Le sixième, l'appétit étant revenu, je lui permis un potage, et ordonnai de continuer sa tisane délayante légèrement acidulée, les septième et huitième jours, augmentation d'alimens et liberté pour sa tisane, un peu de vin à ses repas. Les neuvième et dixième jours, guérison complète. Mes visites étant inutiles, j'ai cessé, le douzième jour, de voir le malade, qui n'a plus ressenti depuis, aucun des accidens qui avaient résisté si longtemps aux remèdes des médecins détracteurs de la Méthode de Le Roy.

Ces trois faits, Monsieur, prouvent, comme les premiers que je vous ai fournis, que la Méthode et les remèdes de M. Le Roy sont bien loin de mériter les reproches que leur font les médecins, etc.

J'ai l'honneur d'être, etc.

F. Lelouis, maître en chirurgie, ex-chirurgien de première classe des hôpitaux militaires.

Monsieur Le-Roy, chirurgien, à Paris.

Je profite de l'occasion d'un de mes malades, qui se rend dans la Capitale, pour vous faire parvenir un exemplaire d'un mémoire que j'ai fait imprimer l'année dernière, à l'effet de détruire les calomnies que répandent les jaloux, dans cette ville, contre moi, par la seule raison que j'ai adopté votre Méthode. Je désire, Monsieur, qu'il vous soit agréable, et que vous puissiez y trouver de nouvelles preuves du bien qu'on peut opérer, quand on sait l'employer en temps opportun. Je vous laisse le maître de faire de ce mémoire l'usage qui vous paraîtra le plus convenable à l'intérêt de l'humanité.

Toutes les personnes désignées dans ce mémoire, et que j'ai guéries d'après vos procédés, sont très bien portantes en ce moment, et n'ont eu, depuis leur traitement, aucun signe qui puisse caractériser le moindre des accidens dont les ont menacées les détracteurs de votre mode de traitement, très nombreux dans cette ville.

J'ai par devers moi une réunion de trente-six observations de maladies qui avaient résisté aux Méthodes ordinaires, et qui ont été complètement détruites par la vôtre; j'ai le désir de faire également imprimer ces observations : jusqu'ici j'ai différé à le faire; je crois cependant que je m'y déciderai sous peu de temps (1).

J'ai l'honneur d'être, Monsieur, votre, etc.

F. Lelouis, maître en Chirurgie, ancien chirurgien de première classe des hôpitaux militaires.

EXTRAIT DU MÉMOIRE ANNONCÉ.

Je voudrais pouvoir donner ce mémoire en entier à mes lecteurs; mais, étant composé de trois feuilles et demie, il dépasserait les bornes que j'ai assignées à l'appendice de la *Gazette des Malades*; je vais seulement en extraire les parties principales.

« Réfuter les erreurs et les calomnies répandues contre moi, dit M. Lelouis, par la seule raison que je fais usage de la Méthode *Le Roy*, lorsque je la crois utile au rétablissement de mes malades, serait une chose facile, si des hommes intéressés à les perpétuer n'étaient continuellement en opposition, et n'empêchaient, par leurs discours, la vérité de percer à travers le bandeau qu'ils ont créé tout exprès pour l'obscurcir; mais, persuadé que les citoyens jaloux de connaître la vérité qui intéresse leur existence s'empresseront de la saisir lorsqu'elle se présentera, en masse ou en détail, par des faits authentiques qui feront jaillir sa lumière bienfaisante, j'ai l'espérance qu'elle luira à leurs yeux dans toute sa pureté; qu'alors, dégagée de l'influence mensongère qui l'avait couverte de son égide, ils lui rendront hommage, et que l'Autorité elle-même ne se laissera plus circonvenir par les hommes désireux de conserver cette

(1) Ce travail a été publié par l'auteur, sous le titre de *Recueil d'observations médicales*; cet ouvrage est précédé de considérations importantes sur la Méthode de Le Roy.

influence le plus longtemps possible.

« Cette idée m'enhardit, quoique je ne puisse me dissimuler que ce n'est pas d'aujourd'hui qu'une pareille tactique a fait ressentir ses funestes effets, avec des résultats qui seraient devenus sinistres, si un trait de lumière, en sauvant un malade du *premier rang*, ne fût venu l'éclairer : l'ordonnance rendue par Louis XIV en est une preuve irréfragable. Cette ordonnance condamnait à mort le médecin qui, le premier, ferait usage de l'émétique, et un médecin d'un grand talent et d'un caractère distingué ne fut sauvé de l'échafaud que parce que ce Prince, malade *et abandonné de ses médecins ordinaires*, ne recouvra la santé que par les conseils de cet homme de bien, qui n'employa d'autre moyen que celui qui allait lui faire perdre la vie, en l'administrant, contre le gré du Monarque, au *Monarque lui-même*, à qui il la conserva, au grand étonnement de ces hommes qui se croyaient les premiers de la science et les seuls capables de découvrir des remèdes nouveaux, dont l'efficacité se présente toutes les fois qu'on sait en faire une sage application. Mais le Roi, reconnaissant l'injustice qui avait dicté son ordonnance, fit grâce au médecin, et lui accorda des récompenses dignes de son dévoûment et du service qu'il venait de rendre à Sa Majesté. »

M. Lelouis cite quelques autres cas à peu près semblables à celui qui précède, puis il continue en ces termes :

« Persuadé, dit-il, qu'une pareille justice sera rendue, tôt ou tard, malgré les obstacles nouveaux qui se présentent contre l'emploi des remèdes *Le Roy*, *dont l'un a précisément pour base ce même émétique qui a failli faire pendre un médecin*, j'ose faire entendre ma voix pour prouver à mes concitoyens que, si je me suis décidé à faire usage de ces moyens, j'y étais fondé par les faits d'une vérité à toute épreuve, et par l'engouement qu'ils avaient fait naître dans le public; et, je dois le dire, pour acquérir cette conviction, j'ai scruté tout ce qui se passait autour de moi relativement à cette Méthode de traiter les malades. J'ai pris note de leurs maladies jour par jour, de l'état où ils étaient, des effets des remèdes qu'ils s'administraient eux-mêmes, ou d'après les ordonnances d'hommes de l'art; et, après six mois de cette active surveillance, je suis resté convaincu que, dans une infinité de cas, elle était digne de l'engouement qu'elle avait fait naître, et qu'un médecin, dont toutes les actions et les pensées doivent être pour le bien de ses malades ne pouvait dédaigner d'en faire l'essai, dans des circonstances opportunes, sans faire apercevoir une sorte d'indifférence aux succès de sa profession.

» Pénétré, continue M. Lelouis, de cette utile vérité, ces circonstances s'étant présentées sur des malades qui n'étaient pas de ma clientèle, et qui n'avaient pu obtenir de soulagement des moyens employés par leurs médecins, je saisis avec plaisir cette occasion de faire sur eux usage de ce procédé, après m'être assuré, par tous les antécédens, et par l'état actuel de ces malades, qu'il était encore possible de leur être utile, en l'administrant avec circonspection et la prudence qu'il exige; et, je puis le dire avec franchise et sans la crainte d'être démenti, ni par les malades, ni par les antagonistes les plus prononcés, je n'ai eu lieu que de me féliciter, avec ces malades, des succès obtenus, et à un tel point, que je puis défier qui que ce soit de prouver qu'il m'en soit mort un seul, traité spécialement avec ces remèdes, ne pouvant reconnaître comme tels deux individus pour lesquels j'ai été consulté, après cent jours de maladie, soixante jours d'agonie et d'abandon presque total de leurs médecins. J'en ai cependant perdu quelques-uns; mais j'atteste que je les ai traités par les moyens pris dans les anciennes Méthodes.

» Si l'on daigne faire attention à ma conduite, poursuit M. Lelouis, il sera facile de voir que, pour me décider à essayer ces remèdes, et leur donner une sorte de préférence, j'avais senti qu'il me fallait une grande certitude de succès, une expérience fondée sur des faits incontestables et appréciés à leur juste valeur; qu'il me fallait une résolution imperturbable de résister aux traits des jaloux et de la calomnie. Mais, après avoir réuni tout ce qui était utile à ma conviction, j'ai pensé qu'avec ce cortége de lumières, indispensables à l'homme qui se destine au soulagement de ses semblables, je pouvais braver les mauvais propos, trouvant des consolations dans le doux plaisir d'être utile et de réparer quelques santés délabrées qui *avaient été regardées comme incurables;* ce qui est bien suffisant, sans doute, pour m'indemniser de la mauvaise opinion que donnaient de moi, dans le public, des confrères, mais quelques-uns seulement, car il en est beaucoup qui sont incapables de pareils procédés, et je me plais à leur rendre cette justice.

» D'après cet exposé, il est facile de voir que ce n'est pas sans des motifs bien puissans que je me suis décidé à chercher dans les vomitifs et les purgatifs les moyens de traiter mes malades, et d'accorder la préférence à ceux qu'on nomme *Remèdes Le Roy*, quoique le purgatif soit connu depuis longtemps sous le nom *d'eau-de-vie allemande*, dont la formule se trouve dans toutes les pharmacopées, et que le vomi-purgatif ne soit que le vin émétique du *Codex*, combinés et concentrés avec une précaution particulière, qui permet que l'on puisse employer l'un et l'autre pour tous les tempéramens et pour tous les âges, sans craindre le moindre danger pour les malades, étant maître d'en modérer les effets ou de les accélérer à volonté : vertu que ne possèdent pas les autres remèdes rangés parmi les évacuans.

» Je ne puis me dispenser de convenir, en outre, que ce nouveau mode de préparer ces remèdes est dû à l'auteur cité, auquel il a ajouté une Methode d'administrer l'un et l'autre avec une célérité qui dérange toutes les combinaisons des détracteurs, leur fait tenir un langage que les effets de ces remèdes rendent ridicule, et décèlent dans leurs auteurs, ou une parfaite ignorance de ces mêmes effets, ou une prévention qui sent fort l'injustice volontaire, en faisant retomber sur ces détracteurs le poids de leurs calomnies, qui tendaient à faire accroire aux malades qu'ils paieraient bien cher les bons effets qu'ils éprouvaient de cette Méthode. Trois ans se sont écoulés depuis cette époque, et il serait bien difficile aux antagonistes d'indiquer les noms des malades qui ont eu recours à leurs moyens pour remédier au *feu dévorant, à l'incendie indélébile dont leur sang était menacé par l'emploi de ces remèdes*. Peuvent-ils en citer qui aient été dans ce cas, quoique traités selon la *Méthode curative*, je ne dis pas par eux-mêmes, je dis traités par un médecin habitué à apprécier les effets de ces médicamens, et à distinguer les cas où ils sont applicables? Je ne le pense pas, du moins pour cette ville. »

M. Lelouis abonde encore en raisons décisives, entre autres celles-ci : « Je ne serais pas éloigné de penser, dit-il, d'après tous les bons résultats qu'ils (ces remèdes) ont produits, que notre ville ne doive à cette disposition des esprits *l'inappréciable avantage de posséder de temps à autre dans son sein plus de médecins que de malades.* » Il donne une dissertation sur l'usage et l'abus des sangsues; il en compare les funestes suites avec les avantages de la Méthode purgative. Il donne de longs détails sur les fonctions de l'estomac, qu'il signale comme *un vrai laboratoire où commence la combinaison des élémens de la vie.*

Enfin M. Lelouis termine son mémoire par des citations de guérisons qu'il a opérées par les procédés de la *Médecine curative*; il nomme les malades; il indique leur demeure; il décline le nom de leurs maladies, signale leurs symptômes; il y en a eu d'aiguës, il y en a eu de chroniques : c'étaient des péripneumonies, fluxions de poitrine, oppressions suffocantes, toux opiniâtres, crachemens de sang à pleine bouche, la fièvre, des dyssenteries, douleurs atroces d'entrailles, le ténesme, affections du foie, apoplexie, paralysie, hémiplégie, tremblement des membres, de la mâchoire inférieure, cécité presque complète des deux yeux, commencement d'idiotisme, et autres affections pour raison desquelles les malades, inutilement traités par leurs médecins, étaient regardés comme incurables.

Ecoutons encore M. Lelouis dans la terminaison de son mémoire : « Ces observations, dit-il, complètent les preuves que je désire offrir au public, pour convaincre que les remèdes *Le Roy*, administrés avec méthode, bien loin d'être nuisibles à l'humanité souffrante, lui sont, dans beaucoup de cas, extrêmement utiles; et j'avouerai que, si ces observations n'eussent pas été constatées dans cette ville, il m'eût répugné de les présenter au public, dans la crainte d'être taxé d'imposture. Mais tous ces malades existent encore, et leur santé ne laisse rien à désirer. J'ai dû en donner connaissance, afin de faire apprécier à leur juste valeur les propos que l'on tient tous les jours contre cette Méthode et contre les hommes de l'art qui s'en servent, parce qu'ils savent en faire une juste application. Je serai circonspect envers quelques-uns des antagonistes à qui je pourrais prouver, en consultant les registres de l'état civil, que, si leur Méthode est la meilleure, ils ne sont pas toujours heureux dans l'application qu'ils en font. Mais je ne sais pas me défendre de cette manière; il me convient mieux de me livrer à la douce espérance qu'ils laisseront désormais à l'une et à l'autre Méthode le soin de se justifier; et, si je puis y coopérer, mon but sera doublement rempli surtout si tous les détracteurs emploient leurs talens à faire disparaître ce qu'il y a de défectueux dans l'une et dans l'autre, pour en faire une juste application au profit de la frêle humanité, qui aime les médecins par besoin, mais qui préfère le médecin qui guérit à celui qui offre de belles espérances et qui ne guérit pas. »

Je sais bon gré à M. Lelouis de ce qu'il m'a fait cadeau d'un exemplaire de son mémoire de réfutation; un pareil présent de la part d'un praticien consommé, d'un praticien tel que lui, ne pouvait que m'être très agréable. Qu'il veuille bien voir dans l'emploi que j'en ai fait, le sûr garant de la plus haute considération que je puisse avoir pour un homme autant estimable.

Le Roy.

Monsieur Le Roy, j'ai l'honneur de vous adresser quelques observations qui ne vous paraîtront pas sans intérêt. J'ai tiré un trait de plume sur les noms, en les laissant cependant lisibles. Si vous jugez ces observations dignes de faire partie de celles que vous publiez, vous ne mettrez que les lettres initiales et finales, pour prouver que vous avez les noms en entier. Je vous donne ces faits comme très authentiques, et pouvant être soutenus par les personnes qui sont bien portantes.

Lacroix, chirurgien, à St-Laurent-lès-Mâcon.

Maladie syphilitique et psorique. — Louise D....e, femme V....e, âgée actuellement de quarante-et-un ans, née de parens sains, bien réglée dans son état de fille, depuis l'âge de quinze à seize ans, d'une constitution pléthorique sanguine, fut mariée en 1812; dans la première année de son mariage, elle eut un enfant qui ne vécut qu'un an. En 1815, elle contracta une maladie syphilitique et psorique en même temps. Le vice psorique céda à l'effet de quelques remèdes empiriques. Mais, la maladie syphilitique devenant plus grave, elle a eu recours à un médecin de la ville, qui la traita avec la liqueur de Wan-Swiéten, les boissons sudorifiques, et avec d'autres préparations mercurielles. Elles occasionnèrent une salivation qui dura près de trois mois. Les purgatifs administrés sous forme de bols, pour l'arrêter, ne produisirent aucun effet. Elle ne se souvient point par quels moyens elle se termina. Seulement, c'est à cette époque qu'elle se rappelle avoir éprouvé une douleur de tête des plus violentes, qui diminua à l'apparition d'un engorgement considérable des amygdales. Après un traitement si long, et sans aucun résultat avantageux, se figurant être dans un état sans espoir de guérison, elle se décida à consulter un autre médecin; celui-ci, à la vue d'amygdales si engorgées et si dures, lui proposa de les cautériser, pour leur rendre l'action qu'elles paraissaient avoir perdue, et de lui faire subir un traitement analogue à la cause qui avait produit cette maladie. Elle s'y soumit durant trois mois au moins, suivant son rapport. Il lui parut semblable au premier, à part quelques additions de bains et de frictions ; ce second traitement fut aussi infructueux que le premier. Elle cessa tout remède, hors quelques tisanes qu'elle prenait de temps à autre, et quelques médecines, jusque à l'époque où elle me vint consulter sur le remède Le Roy, qu'on lui conseillait. Voici l'état de sa position :

Naturellement d'un beau sang, son teint était plombé, l'œil abattu, la langue extraordinairement sale, son appétit nul ; son sommeil était inquiet, et souvent interrompu par des douleurs aiguës dans le profond des os des extrémités, tant supérieures qu'inférieures; d'un caractère gai et vif, elle avait perdu toute son énergie. Toutes les glandes en dessous de la mâchoire, d'une amygdale à l'autre, étaient de la grosseur de grosses avelines, et même plus fortes, toutes enveloppées d'un tissu cellulaire entièrement engorgé. L'amygdale gauche et sa plus voisine étaient ouvertes, et en pleine suppuration, par suite de l'application de la pierre à cautère. On voyait en dessus du menton la trace d'une ancienne ouverture. La malade avait perdu beaucoup de son embonpoint ordinaire ; quoique ses règles fussent moins abondantes, elles étaient toujours régulières.

Présumant, d'après l'état où elle était, et le peu de succès obtenu par les traitemens antérieurs, qu'une dérivation sur le tube intestinal ne pouvait lui être désavantageuse, et attendu l'expérience que j'avais des effets de ce remède, dans un cas, à dire vrai, autre que celui où se trouvait la malade, je lui conseillai de débuter par le vomitif, et, si ce premier remède passait bien, de faire usage du purgatif au premier degré, à la dose d'une cuillerée et demie par jour, pendant cinq jours de suite, si rien ne paraissait s'y opposer. La malade ayant éprouvé, les derniers jours du purgatif, des envies de vomir, je lui conseillai de revenir au vomitif. Le lendemain elle le prit ; elle prit aussi du purgatif deux jours de suite. Elle obtint, par ces deux derniers remèdes, des évacuations très abondantes, qui ne furent jamais moins que de dix à quinze selles par jour.

Voyant que le visage était redevenu plus coloré, et que le tissu cellulaire environnant les glandes était moins engorgé, je lui conseillai de suivre ce traitement de la même manière, pendant trois semaines au moins, sauf à s'abstenir du vomitif, si le purgatif ne lui faisait éprouver aucune envie de vomir, et de se ménager des jours de repos, après l'usage du remède, pendant six ou sept jours de suite.

Ce ne fut que dans le courant du second mois que les glandes diminuèrent de volume, et perdirent une partie de leur dureté. La suppuration devint aussi meilleure. Je lui prescrivis alors de passer au second degré, à la dose d'une cuillerée et demie, et même deux par jour, parce que le premier degré, à la dose de quatre, ne lui procurait que cinq à huit selles par jour. Au commencement du troisième mois, voyant que l'engorgement du tissu cellulaire était à peine sensible, et que le corps des glandes était diminué de plus des deux tiers, je lui conseillai de suivre ce mode de traitement trois ou quatre fois par semaine, pendant tout ce mois. A la fin, la suppuration fut tarie, et elle fut complètement guérie le quatrième mois.

Je lui donnai l'avis de revenir aux purgatifs, seulement, si l'appétit venait à se perdre, et de ne les employer que deux ou trois jours de suite à la dose de deux cuillerées par jour (dose qui lui a toujours été suffisante au second degré) et particulièrement au printemps et à l'automne. Ce qu'elle a fait plusieurs fois depuis, avec avantage. Son traitement a été terminé en 1818. son embonpoint, ses forces, son teint et sa vivacité sont revenus au point où elle se trouvait avant sa maladie.

LACROIX, chirurgien.

TOUX OPINIATRE PRODUITE PAR UN VICE PSORIQUE. — Mlle G....y, âgée de quatorze ans, née de parens sains et bien portans, d'une constitution assez frêle, fut trois fois infectée du virus sporique dans l'espace de quelques années. Le traitement méthodique, employé la dernière fois, parut en avoir détruit le principe. Ses parens, voulant terminer son éducation, la mirent dans une pension connue de Lyon. Après quelque temps de séjour, elle éprouva un rhume des plus violens, accompagné d'une toux presque continue quand elle était levée, elle ne cessait qu'au lit où la malade ne pouvait rester couchée que sur les reins; car, si elle se mettait sur l'un ou l'autre côté, la toux reparaissait avec une continuité qui l'obligeait à changer de position. Malgré toute la régularité d'un traitement méthodique qu'apporta M. M...., le jeune, médecin très-connu par son savoir, qui donnait ses soins dans la pension, il ne put obtenir aucun succès dans l'espace de plusieurs mois ; c'est ce qui le détermina à donner le conseil à ses parens de la faire sortir de la pension pour lui faire prendre l'air natal.

A son arrivée à Saint-Laurent, les vésicatoires, les looks et les boissons, enfin tous les moyens employés à Lyon furent renouvelés et suivis avec exactitude. La toux continua, et devint même si fréquente, qu'elle ne laissait pas à la malade un intervalle de trois à six secondes par minutes ; elle était sèche et sonore ; elle cessait de même aussitôt qu'elle était couchée sur les reins ; son visage était pâle, l'œil abattu, la langue légèrement saburrale ; elle n'éprouvait aucune douleur dans toute la circonférence de la poitrine ; elle n'était point encore réglée, quoiqu'elle parût formée ; l'appétit était bon, ainsi que le sommeil. Il n'y avait nul symtôme de fièvre dans aucun temps de la journée, ni sécheresse, ni moiteur à la peau.

Je fus consulté sur l'emploi du remède Le Roy; le peu de succès obtenu par le chirurgien de Lyon, et par les médecins de la ville, me fit hésiter un instant sur le conseil que l'on me demandait; cependant, comme il ne me répugnait pas de croire à une diversion heureuse sur le tube intestinal, diversion qui m'avait paru être une des causes des bons effets que j'avais obtenus dan d'autres maladies, je le prescrivis, ne voyant rien dans l'état de cette jeune personne qui pût me faire changer de manière de penser, et m'empêcher d'en prescrire l'usage.

Je commençai le traitement par une dose de vomitif dans du thé, que j'administrai moi-même, ne voulant m'en rapporter à aucune autre personne; elle rendit peu de bile par le haut et par le bas, mais une quantité considérable de glaires dans l'espace de trois heures; le lendemain je lui donnai une cuillerée de purgatif, premier degré; les deux jours suivans je répétai les mêmes doses, les évacuations furent aussi abondantes. Voyant que la malade n'était pas trop fatiguée, et qu'il ne se déclarait pas de fièvre, quoique la toux augmentât, je lui prescrivis, le cinquième jour, un second vomitif, qui produisit quelques évacuations par le haut et beaucoup par le bas; ayant occasion de voir souvent la malade dans le courant du jour, je m'aperçus que, dans la soirée, la toux lui laissait quelques instans de repos; je lui fis prendre trois jours de suite du purgatif, dont j'augmentai la dose d'une demi-cuillerée; et les selles furent plus abondantes que les fois précédentes. C'était le but que je me proposais; à la fin de cette seconde semaine, la malade qui déjà se couchait sur le côté gauche, put dormir sur le côté droit. La toux était quelquefois deux ou trois minutes sans reparaître; on voyait le teint de la malade devenir meilleur : l'appétit, qui s'était perdu dès les premières évacuations, revenait ainsi que les forces; la langue prenait une teinte plus rose sur ses bords; je lui laissai deux jours de repos, et je revins au vomitif pour la troisième fois; j'obtins toujours le même genre d'évacuations par le haut et par le bas. Pendant les trois jours suivans, j'administrai le purgatif, et j'obtins les mêmes effets. Je lui laissai quatre jours de repos, pendant lesquels on vit un changement dans la toux, tel, qu'elle cessait quelquefois un quart d'heure. Je renouvelai les purgatifs pendant quatre jours de la quatrième semaine, et pendant la cinquième; je m'aperçus, à la fin de celle-ci, que les purgatifs la fatiguaient par quelques envies de vomir, et que les selles étaient moins abondantes : je lui conseillai de nouveau le vomitif, après lequel on lui administra un purgatif chaque jour pendant trois; ce qui produisit beaucoup d'effet. A la fin de la cinquième semaine, la toux ne paraissant qu'une fois ou deux dans l'heure, je suspendis le traitement pendant dix à douze jours; je recommençai par le vomitif, parce que les digestions étaient devenues pénibles; elle rendit beaucoup de glaires par le haut et par le bas. Les deux purgatifs, administrés les deux jours suivans, produisirent les mêmes effets; pendant les quinze jours qui suivirent, la malade se refusa à prendre des remèdes; mais les digestions étant devenues laborieuses, et le sommeil plus agité et moins long, (car il l'était assez pour durer de 8 à 10 heures consécutives), elle se décida à prendre du purgatif deux jours de suite. La toux, qui était devenue plus fréquente, cessa presqu'entièrement; on pouvait la regarder comme terminée, lorsqu'après un laps de temps aussi court que la première fois, et après avoir éprouvé les mêmes accidens, elle se vit encore obligée de revenir trois fois aux purgatifs qui la guérirent complétement dans l'espace des trois mois de juin, juillet et août 1818.

La malade, depuis ce temps, jouit d'une très-bonne santé; elle a été réglée, depuis, sans aucun accident, et sans interruption; sa constitution est même devenue forte.

LACROIX, chirurgien.

RHUMATISME AIGU. — Mme D..., tailleuse, âgée de trente-six ans, d'une constitution pléthorique sanguine et forte, fut atteinte, dans le courant de 1817, d'un rhumatisme aigu, qui la tint au lit pendant plus de quarante jours; il était accompagné, comme tous ceux de ce genre, de fièvre, de gonflement et de douleur dans les articulations. Elle éprouva même, dans les commencemens, une perte de mouvement et de sentiment, telle, qu'elle crut ne pouvoir plus s'en servir; elle fut dirigée dans le traitement par une personne de l'art, qui a fait ses preuves. Parvenue au quarante-troisième jour de sa maladie sans s'apercevoir d'un mieux dans sa position, elle crut devoir céder aux instances de quelques personnes qui lui conseillèrent le remède Le Roy.

Elle commença par le vomitif, qui la fatigua beaucoup, et qui fut suivi d'évacuations très fortes de bile et de glaires. Elle prit du purgatif pendant cinq jours de suite, et rendit beaucoup de matières glaireuses. Le changement en mieux qu'elle éprouva l'engagea à continuer la seconde semaine : elle en prit encore pendant cinq jours. Les douleurs diminuèrent dans presque toutes les articulations, et, les mouvemens des bras devenant plus sensibles, elle crut devoir continuer la troisième et la quatrième semaine. A cette époque, elle n'éprouvait qu'un engourdissement, sans douleur, dans les doigts de la main droite, qui l'empêchait de saisir avec force ce qu'elle voulait toucher. Le gonflement des articulations et la fièvre avaient disparu; elle put vaquer à ses affaires. Elle éprouvait depuis quelques douleurs de tête qui paraissaient avoir quelque analogie avec la migraine : en faisant usage du vomitif et de deux ou trois doses de purgatif de suite, tous ces accidens disparurent; elle a toujours joui depuis d'une bonne santé.

LACROIX, chirurgien.

PERTE BLANCHE DE SIX ANS, 1817. — La Dlle B., femme du sieur L..., plâtrier à Mâcon, âgée de vingt-huit à trente ans, d'une constitution délicate, où le système lymphatique paraissait dominer, à la suite d'une couche très pénible où l'on fut obligé d'employer le forceps, éprouva une perte blanche des plus abondantes. Elle espérait toujours la voir se terminer à la nouvelle apparition de ses règles : après deux ou trois mois, voyant ses espérances déçues, elle consulta deux Médecins de la ville, l'un après l'autre, dans l'espace de six mois. La confiance publique dont ils jouissent tous les deux par leurs talens les met à l'abri de tous soupçons du côté des moyens curatifs qu'ils mirent en usage sans aucun succès : elle alla à Lyon pour consulter quoiqu'elle mît un soin particulier à suivre le traitement qu'on lui avait prescrit, elle resta dans le même état. A cette époque la mort d'un frère et d'une sœur, qui tous deux succombèrent, dans la même année, à une maladie de poitrine, et le dépérissement dans lequel elle était, lui firent craindre, ainsi qu'à son mari, le même danger. La fièvre s'était déclarée depuis quelques semaines; elle était accompagnée d'une toux assez fréquente et assez forte pour provoquer des vomissemens d'une grande quantité de matières glaireuses quand l'estomac était vide, et de ses alimens quand ils avaient lieu après le repas; ce qui contribua à augmenter de beaucoup leurs craintes; quelques personnes de leurs amis, après les accidens arrivés dans la famille, l'engagèrent à tenter l'usage du remède Le Roy.

Tel était son état quand je fus consulté: après lui avoir fait toutes les questions que je crus nécessaires, pour n'avoir plus de doute sur les ressources qu'il présentait, pour faire l'application du traitement, je me décidai à le lui conseiller, parce que j'avais observé dans ses réponses que le retour de ses règles était fixé, que la quantité et la qualité du sang étaient toujours les mêmes. La perte en blanc qui augmentait quelques jours avant celle en rouge, et disparaissait à l'époque de cette dernière, était très régulière, quoique très abondante. La toux était fréquente, mais il y avait peu de crachats; et quoiqu'elle éprouvât des sueurs nocturnes, elles n'étaient ni régulières ni trop abondantes.

Dans la première semaine qui suivit ses règles je lui fis prendre un vomitif et du purgatif pendant quatre jours de suite. Elle se reposa un jour; je lui conseillai de recommencer par le vomitif et trois purgatifs les trois jours qui suivirent. Dans la troisième semaine, elle prit seulement quatre jours de suite du purgatif, jusque à l'apparition de ses règles. Elles furent très abondantes en rouge, et, à leur cessation, la perte en blanc reparut, mais moins forte de moitié. Elle reprit son traitement de la même manière dans le courant du second mois. Elle vit avec plaisir que la perte en blanc s'était arrêtée quelques jours avant l'apparition de ses règles. Ces dernières diminuèrent et de quantité et de durée; la perte en blanc ne reparut que quelques jours après, mais assez peu pour que la malade ne voulût reprendre du purgatif qu'une fois ou deux par semaine, et jusqu'à ce que la perte eût entièrement cessé dans le courant du troisième mois.

Au printemps qui suivit, elle reparut un peu, mais elle céda à quelques doses de purgatif. Les matières rendues par le haut et par le bas étaient de nature glaireuse et excessivement abondantes, ayant beaucoup d'odeur dans les premières évacuations, et peu ou point dans les derniers temps de l'usage du remède.

La santé de la personne est aussi bonne qu'elle peut le désirer; elle a pris beaucoup d'embonpoint, et à un teint pâle, et souvent jaune, ont succédé des couleurs vives et naturelles depuis l'époque de son traitement. LACROIX, chirurgien.

Pleurésie bilieuse. — D..., maréchal taillandier à Morgon, commune près de la ville de Beaujeu, âgé de quarante ans, d'une constitution bilieuse, après avoir travaillé toute la journée du 26 février 1820, sans avoir pu trouver le moment de prendre ses repas, étant très fatigué, mangea, avec beaucoup d'avidité, force soupe et légumes, et but beaucoup de vin pur pour précipiter ces alimens. Après ce repas, pris à la hâte, il se remit au travail, c'est-à-dire à aiguiser une hache. Soit par l'effet du trouble dans sa digestion, soit par celui de sa position, qui était d'être appuyé sur sa hache, il se sentit, à huit heures du soir, tout à coup suffoqué, abattu, et pris d'une colique assez forte : la douleur qu'il éprouva au cou et à l'épaule était telle, qu'il croyait s'être désarticulé un os. Je fus appelé pour lui donner des secours. Pensant, d'après le rapport qui venait de m'être fait, que ce n'était qu'une indigestion, je lui fis prendre soixante gouttes environ d'eau de Cologne dans un demi-verre d'eau, seul moyen que j'eusse en mon pouvoir : il vomit tout ce qu'il avait mangé. Par la nature et l'abondance des matières rendues, je présumai qu'il était urgent de débarrasser l'estomac par l'émétique : je lui prescrivis deux cuillerées du vomitif Le Roy, qui produisirent seulement deux fortes évacuations par le haut ; je pensai que, vu la quantité des matières, l'action du remède avait été en partie perdue, et que c'était ce qui l'avait empêché d'aller à la selle ; c'était sur les dix heures du soir. Le lendemain, 27 février, il me dit avoir bien dormi le reste de la nuit ; on lui avait fait prendre le matin un potage au gras, suivi d'un verre de vin vieux sucré ; il fut tranquille jusqu'à midi. La fièvre, qui survint, fut accompagnée d'oppression avec des points et un crachement de sang très abondant : je lui conseillai de reprendre l'émétique à onze heures du soir. Comme il souffrait beaucoup dans toute l'habitude du corps, et qu'il avait été soulagé par le vomitif pris la veille, il se décida à le prendre à minuit. Il obtint quatre évacuations par le haut, et cinq par le bas. Ces dernières furent très abondantes et d'une odeur qu'on ne pouvait soutenir ; leur couleur était verte et noire. Le 28, à midi, on lui donna encore du vomitif : il n'obtint que deux évacuations par le haut, et cinq par le bas. La fièvre continuait toujours ; à son déclin, à minuit 29, il prit du purgatif, qui produisit onze évacuations. Le premier mars, à midi, il prit trois cuillerées de purgatif ; il obtint treize évacuations. Le même jour, à minuit, il prit encore trois cuillerées de purgatif, qui le purgèrent quinze fois. Le 2 mars, trois cuillerées de purgatif, prises à six heures du soir, amenèrent quatorze évacuations. Après cette sixième dose, prise de douze heures en douze heures, ainsi que l'auteur le prescrit dans la pleurésie, voyant le malade hors de danger et ayant acquis de l'appétit, le remède fut continué de vingt-quatre heures en vingt-quatre heures, le 3, le 4 et le 5. Dans l'intervalle, il fit usage des bouillons gras, potages, etc., pour réparer, aussi vite que possible, ses forces. Ces trois derniers jours, il évacua au moins quinze fois par jour. On le laissa reposer le 6. Au huitième jour, il avait bon teint, bon appétit et du sommeil.

Le 7 mars, il se sentit l'estomac embarrassé, il ne souffrait point; on lui prescrivit un vomi-purgatif, à la dose d'une cuillerée; on obtint six évacuations par le haut, et autant par le bas : ces dernières furent très abondantes. Le 8, il prit quatre cuillerées de purgatif, qui produisirent vingt évacuations par le bas; le 9, il se reposa. Le 10, par quatre cuillerées de purgatif, il obtint encore une vingtaine d'évacuations. Le malade se reposa pendant six jours. Le 17, il prit un vomitif, qui lui procura six évacuations par le haut, et de huit à dix par le bas. Il se purgea, et alla encore dix-huit à vingt fois à la selle. Le traitement se termina ainsi.

La matière des évacuations par le bas était toute glaireuse et de toutes les couleurs; on y vit beaucoup de vers de toutes grandeurs, les uns vivans et les autres morts. Presque toutes ces matières étaient d'une fétidité insupportable.

Cet homme, qui avait toujours eu pour les alimens de viande, et surtout pour les bouillons gras, une répugnance insurmontable, maintenant les trouve bons et ayant beaucoup de saveur; l'appétit est excellent, et il jouit depuis cette époque, d'une santé parfaite.

LACROIX, chirurgien.

VERS DANS L'ESTOMAC.—Un jeune homme, de la même commune de Morgon, âgé de quatorze ans, d'une constitution faible, était sujet à des migraines tous les dix jours, au moins, qui le fatiguaient tellement, depuis quelques années, qu'elles l'obligeaient à rendre les alimens qu'il avait pris la veille. Il avait la figure abattue, et quelquefois bouffie; il dépérissait depuis qu'elles étaient devenues plus fréquentes. Ses parens, pensant qu'il tenait cette indisposition de sa mère, ne présumaient pas devoir attaquer cette maladie par des remèdes, la considérant comme incurable. Le père se laissa gagner par l'espérance qu'on lui donna de rendre la santé à son fils, s'il voulait faire usage du remède de Le Roy.

On lui donna, en commençant un vomitif; le lendemain un purgatif; on alterna ainsi pendant une quinzaine de jours, et le malade se trouva guéri. Il a rendu, par le bas, plus de cent vers plus grands les uns que les autres, avec beaucoup de glaires de toutes couleurs. L'appétit est revenu, et le teint de ce jeune homme annonce maintenant une santé parfaite.

LACROIX, chirurgien.

FIÈVRE GASTRIQUE BILIEUSE. — M. S....., avoué, à Mâcon, d'une constitution bilieuse et forte, âgé d'environ cinquante-cinq ans, fut atteint, au courant de mai 1821, d'une fièvre gastrique bilieuse, avec des redoublemens dans les vingt-quatre heures. On l'attaqua premièrement par l'émétique, les purgatifs et le kina. Mais, la fièvre n'ayant pas cédé, on le mit à l'usage des apozèmes amers, avec les sels qui produisirent quelques évacuations. La fièvre continuait, les forces du malade s'anéantissaient, l'appétit et le sommeil étaient nuls; le malade se trouva bientôt dans la nécessité d'appeler un autre médecin, qui, voyant la langue chargée d'un enduit limoneux et jaunâtre, le pouls constamment fébrile, ordonna la continuation des apozèmes, pour chercher à diminuer, sans secousse, les embarras des viscères du bas-ventre, qui tous, paraissaient être dans un état d'engouement, sans cependant être sensibles au toucher; les apozèmes furent continués une huitaine de jours, et le médecin cherchant un moyen qui pût faire évacuer le malade sans altérer ses forces, crut devoir lui conseiller les eaux de Vichy, soit naturelles, soit factices; mais ce remède fut rejeté par le malade, qui ne crut pas voir, dans son usage, tout le succès que s'en promettait le médecin, puisqu'il pouvait à peine se tenir levé une heure de temps; il était alors au 30ᵉ ou 32ᵉ jours de sa maladie.

Je fus appelé pour être consulté sur l'opportunité du remède de Le Roy, dont on avait parlé au malade; le bien qu'on lui en avait dit, et qu'il avait opéré dans d'autres cas que le sien, le lui fit désirer avec beaucoup d'instances. Arrivé auprès du malade, je lui fis les questions nécessaires pour connaître l'histoire de sa maladie, et des moyens employés par le premier médecin, me proposant de voir le second, pour m'assurer de ceux qu'il avait mis en usage et de son opinion sur l'état actuel du malade. Je m'étais bien promis de ne pas céder à ses instances, si le médecin me donnait des motifs suffisans pour me faire craindre les suites de l'emploi des purgatifs. Dans tout ce qu'il me dit, je ne vis rien qui pût me faire ranger de son avis. Je voyais, en effet, comme lui, un empâtement ou un engouement général des viscères du bas-ventre; mais leur sensibilité, et l'état de la langue, ne présentaient aucun des signes qui précèdent ou qui accompagnent les inflammations des organes du bas-ventre; l'état du pouls, quoique un peu serré, indiquait plutôt une faiblesse générale, et non une disposition à l'inflammation. Je me déterminai à lui administrer, le lendemain matin, une dose de vomitif qui lui fit rendre beaucoup de glaires par le haut et par le bas. Je lui donnai, le lendemain, une cuillerée de purgatif, premier degré; je continuai pendant cinq jours de suite la même dose de purgatif, et le malade obtenait tous les jours dix à douze selles. Je le laissai reposer deux jours. Dans les derniers jours, le remède lui ayant donné quelques nausées, je recommençai par le vomitif qui lui fit rendre beaucoup de glaires; il fut encore purgé cinq à six fois, et le malade fut complètement guéri.

Ce qui me détermina à lui prescrire l'usage de ce remède, c'est que j'avais observé que, dans d'autres cas, où il y avait faiblesse, les malades avaient recouvré leurs forces, même en ayant des évacuations très abondantes; je crus voir les mêmes effets, en employant les mêmes moyens.

Les matières rendues par le bas, les jours des vomitifs et des purgatifs, avaient une odeur des plus infectes, et paraissaient être un composé de glaires et d'une autre substance noire semblable au méconium des enfans nouveau-nés. Le malade ne pouvait prendre que du lait pour toute nourriture, et des cerises blanches, dans la soirée de l'usage de ces remèdes; le goût pour les alimens de viande ne parut que le sixième jour de l'usage des purgatifs; et je vis chez le malade ce que j'avais observé chez d'autres, c'est que plus il évacuait, plus il sentait ses forces revenir; avant le douzième jour des évacuans, il avait acquis assez de forces pour se promener dans son jardin; en moins de deux mois il avait recouvré son embonpoint.

Lacroix, chirurgien.

Perte en rouge. — Cath..... M.., domestique de M. M..n, négociant à Mâcon, âgée d'environ trente ans, d'une constitution robuste, éprouva, en juillet 1822, un dérangement dans ses règles, suivi d'une perte en rouge, qui l'obligea à garder le lit. La fièvre survint, l'appétit se perdit, et la langue devint entièrement sale. Il y avait deux jours qu'elle était dans cet état quand je fus appelé. La perte était toujours très abondante, malgré le repos le plus absolu. Présumant, d'après la fièvre, et surtout l'état de la langue, que la perte pouvait être une des suites du relâchement général dont l'embarras gastrique me paraissait être la principale cause, et qu'en remédiant de suite à celle-ci, je parviendrais à l'arrêter, comme l'effet de la fluxion portée sur la matrice; je me décidai à lui faire prendre le purgatif de Le Roy, bien convaincu, par expérience, que ce remède a deux propriétés très reconnues : celle d'évacuer et celle d'être tonique en même temps. L'événement a encore justifié, dans ce cas, l'opinion que j'en avais conçue. Je lui en prescrivis l'usage pendant trois jours de suite. Je la laissai reposer un jour; elle le reprit encore trois jours. Comme les évacuations avaient été très abondantes, et que la fièvre et la perte s'étaient arrêtées au troisième jour, je crus devoir lui accorder deux jours de repos après la sixième purgation. Elle reprit du remède encore deux jours de suite; l'appétit et les forces paraissant augmenter, je lui fis suspendre deux jours. Elle en reprit encore deux fois. La malade se trouvant bien, et se sentant assez de forces pour se tenir levée la majeure partie de la journée, se refusa à prendre pendant quatre jours, après lesquels elle en fit encore usage deux fois. Elle se trouva bien et ne voulut plus en reprendre. Depuis cette époque, ses règles n'ont éprouvé aucune variation, son teint et ses forces se sont bien conservés jusqu'à ce jour.

Lacroix, chirurgien.

Toux produite par un embarras gastrique. — Antoinette B........, née en 1803, de parens sains, eut accidentellement, à la tête, une teigne du genre de celles qu'on nomme farineuses; elle fut méthodiquement traitée, et l'on n'en vit plus de traces. Sa constitution fut, depuis, toujours plus faible que celle de sa sœur, moins âgée qu'elle. Ses règles parurent entre quinze et seize ans, et furent très régulières et abondantes pendant deux ans. Elles diminuèrent à cette époque, sans causes bien connues. Mais il survint alors une toux accompagnée d'un crachement glaireux très fréquent et très fort, l'appétit resta bon, et les digestions faciles, quoiqu'elle éprouvât, tous les mois, un dévoiement avec un point dans l'hypocondre droit. Cet état durait depuis environ dix-mois, lorsqu'il se manifesta une fièvre lente, qui était suivie de sueurs très abondantes, particulièrement la nuit.

On me consulta sur l'usage du remède de Le Roy, que je lui conseillai. Je commençai par une dose de vomitif, et une dose de purgatif, le lendemain et les deux autres jours suivans. La toux, le dévoiement, et le point de côté disparurent en même temps. Je lui conseillai le même traitement, après deux jours de repos, pendant trois semaines. On observa alors un changement très marqué dans son teint et son embonpoint. J'insistai pour qu'elle continuât encore quelque temps, mais elle ne put vaincre la répugnance que lui donnait le remède : d'ailleurs, elle se trouvait beaucoup mieux. Cet état dura l'espace de six mois. Après ce laps de temps, la toux et le crachement revinrent, ainsi que la fièvre lente, et les sueurs pendant la nuit. Son sommeil devint très profond. Elle éprouva des maux de tête très fréquens et très violens. Ses règles furent interrompues pendant quatre mois. Au printemps de 1821, ne pouvant se décider à reprendre du remède de Le Roy, je lui prescrivis le tartre stibié, à la dose de deux grains dans douze onces d'eau, donnés de demi-heure en demi-heure. Elle rendit, soit par le haut, soit par le bas, une quantité très abondante de glaires et de bile. Le soulagement qu'elle en obtint me détermina à la purger avec une médecine ordinaire, composée de séné, sel d'Epsom et de manne, le surlendemain, après deux purgations, la toux diminua sensiblement, ainsi que le crachement et la fièvre. Quelque temps après, un mois environ, tous ces accidens reparurent avec beaucoup plus de violence. Je lui conseillai l'air de la campagne, et le lait pour toute nourriture.

Après un séjour de deux semaines, pendant lesquelles la toux et le crachement étaient diminués, elle revint me faire part de son état; je lui conseillai de retourner encore pendant quinze jours, ce qu'elle fit et s'en trouva bien; mais après une vingtaine de jours, elle perdit l'appétit, le sommeil; la toux, le crachement glaireux reparurent. Je lui prescrivis de nouveau le remède de Le Roy, comme un moyen unique de salut; elle surmonta sa répugnance, et, après quinze jours d'un traitement suivi comme précédemment, elle vit reparaître ses règles qui étaient disparues depuis plus de quatre mois. La toux, le crachement, la fièvre et les sueurs cessèrent. J'insistai, cette fois-ci, sur les purgatifs. Après en avoir continué l'usage pendant près d'un mois, elle se trouva assez bien pour reprendre ses exercices accoutumés. Les règles, durant l'intervalle de trois mois, n'avaient rien perdu de leur irrégularité. La personne ayant quitté le pays, pour aller en Provence où elle est actuellement, vient de donner de ses nouvelles sur sa santé, qui est aussi bonne qu'elle peut le désirer.

Lacroix, chirurgien.

A M. Le Roy, à Paris.

Monsieur, j'ai l'honneur de vous adresser cinq observations que j'ai faites. Je pourrai, dans quelque temps, vous en faire passer d'autres non moins intéressantes. Si j'ai tant différé pour celles-ci comme pour les autres à venir, c'est que j'ai voulu acquérir la certitude que les moyens employés pour la guérison de ces personnes ne les avaient pas jetées dans un état pire que celui dans lequel elles étaient ; car si l'on ne peut révoquer en doute la guérison, on se rejette sur les moyens qui doivent, dit-on, produire des accidens graves dans l'avenir ; vous verrez, par les dates, que j'ai pris mon temps, et que je suis en mesure pour avoir la conviction que ces malades sont hors de toute atteinte, et pour pouvoir la leur donner.

LACROIX, chirurgien.

OPHTALMIE AIGUE. — Adélaïde P***, âgée de seize ans, réglée depuis trois à quatre mois, née de parens dont la constitution paraît entachée d'un vice lymphatique, et dont le caractère se reconnaît à un gonflement du nez, de la lèvre supérieure, et à l'évasement des angles de la mâchoire inférieure, fut atteinte, au courant de mars 1823, d'une ophtalmie dépendante de ce vice, autant que j'ai pu en juger. Elle était accompagnée de douleurs et d'une forte rougeur de tout le globe de l'œil gauche, avec gonflement des paupières, et d'une sensibilité qui l'empêchait de soutenir le plus petit jour. Cet état durait depuis environ huit jours, lorsque je fus appelé pour lui donner des soins. Il y avait peu de fièvre, la langue était couverte d'un enduit limoneux très-épais ; l'appétit et le sommeil étaient perdus dès le commencement de la maladie. Je crus devoir prescrire l'application de quelques sangsues autour de l'œil, pour diminuer la douleur et la sensibilté. Le lendemain, je lui fis donner l'émétique avec deux grains de tartre stibié, mélangé avec demi-once de sel de Glauber, dans douze onces d'eau, divisées en six doses. Les évacuations par le haut furent très abondantes et en très petite quantité par le bas. Elle fut purgée le surlendemain avec un gros de pilules de Belloste ; deux jours après elle reprit la même dose de pilules et elle en obtint chaque fois beaucoup d'effet. La douleur, l'inflammation restèrent dans le même état, quoique l'emploi de ces différens remèdes eût été précédé et accompagné de bouillon de veau et d'autres boissons délayantes. Un médecin, qui donnait en même temps que moi ses soins à d'autres malades dans la pension où elle était, fut d'avis de ce traitement et ouvrit celui d'appliquer un large vésicatoire au bras de la malade ; c'était aussi le mien. L'application eut lieu ; on l'entretint soigneusement pendant huit à dix jours, en le stimulant pendant ce temps. Voyant que le mal ne diminuait nullement, je pensai que, d'après la Méthode de Le Roy, l'on pouvait, au moyen d'un purgatif actif et répété deux jours de suite, dériver la fluxion sur le tube intestinal. Je prescrivis en conséquence un gros de pilules de Belloste ; chaque fois les évacuations furent très abondantes. Mais quel fut mon étonnement, quand je vis, le troisième jour, l'œil droit, qui jusque-là avait été sain, être aussi malade que le gauche ! Je voulus alors profiter de l'occasion qui me parut favorable de mettre en pratique ce que recommande M. Le Roy dans le traitement des organes placés au-dessus du diaphragme. Les parens de la jeune personne ayant toute confiance dans la Méthode et les remèdes de Le Roy, je conseillai le vomi-purgatif tous les jours à la dose d'une cuillerée, jusqu'à ce que l'on vît un changement dans l'état des yeux. Il n'arriva que le cinquième jour dans la soirée. Jusque-là on avait été obligé de lui tenir constamment un bandeau très épais sur les yeux, pour les garantir du moindre jour; elle put supposer l'éclat de la lampe astrale qui éclairait l'appartement, et lire même, ce qui étonna beaucoup les autres pensionnaires. Je la laissai reposer un jour. Je prescrivis, pour le lendemain et le surlendemain, une cuillerée et demie de purgatif, premier degré; pendant deux jours. Je lui accordai encore un jour de repos, à la condition de recommencer le lendemain et le jour suivant les mêmes doses, qui produisaient des évacuations très copieuses de glaires et autres humeurs. Tous les accidens ayant disparu, on cessa tous les remèdes. Ses yeux sont redevenus et sont encore aussi beaux qu'auparavant.

LACROIX, chirurgien.

AUTRE OPHTALMIE AIGUE. — Mariette fille du sieur ***, âgée de dix ans, d'une constitution dont le système lymphatique est le même que celui de la personne faisant le sujet de l'observation précédente, éprouvait depuis quelque temps une taie très large et très épaisse sur l'œil gauche, accompagnée d'une sensibilité telle qu'elle ne pouvait soutenir le moindre jour. Je fus appelé vers la fin du mois de mai. La fièvre était continue avec des redoublemens la nuit. La langue était rouge et nette, l'appétit se soutenait. Je proposai vu l'urgence, d'arrêter les progrès de cette maladie, de faire une nouvelle application de la Méthode de Le Roy; en faisant prendre à la malade une cuillerée à café du vomi-purgatif dans du thé, tous les jours jusqu'à ce que l'on vît une amélioration dans son état. L'enfant n'éprouva de soulagement qu'au huitième jour, lui ayant accordé un jour de repos après le quatrième. Au huitième, l'œil put rester à découvert, et la tache avait perdu beaucoup de son intensité. On lui permit un jour de repos après lequel on lui fit prendre du purgatif, premier degré, deux fois de suite : huit jours après, on lui en donna encore deux doses. On cessa tous remèdes, car son état s'était améliorée au point de ne pouvoir distinguer la taie que de très près. Je ne doute pas qu'elle n'eût disparu en totalité si les parens eussent voulu continuer le traitement douze à quinze jonrs de plus. Malgré cela l'enfant ne porte plus de bandeau, lit et va tête nue, et s'occupe depuis, sans avoir éprouvé le moindre accident.

LACROIX, chirurgien.

TUMEUR LYMPHATIQUE AIGUE. — Le fils du sieur ***, âgé de neuf ans, d'une constitution dont le système lymphatique est prédominant et caractérisé par l'évasement des angles de la mâchoire inférieure et la proéminence de la lèvre supérieure, éprouva, dans le courant de février 1824, une tumeur sur l'omoplate gauche. Elle se déclara par une fièvre avec des redoublemens dans la nuit, une douleur fixe et une difficulté dans les mouvemens généraux de la partie supérieure du tronc La tumeur, qui était oblongue, pouvait avoir trois ou quatre pouces de diamètre, un pouce d'élévation, une grande sensibilité au toucher, beaucoup de chaleur et point de fluctuation.

La mère, inquiète de cet état, envoya chercher son chirurgien, qui ordonna l'application de douze sangsues et de cataplasmes émolliens. Craignant les effets de cette ordonnance, elle vint me trouver pour avoir mon avis, parce que, dans le courant du printemps de 1823, j'avais traité cet enfant pour un dévoiement qui paraissait tenir de sa constitution, et avait été complètement détruit par l'usage des remèdes de Le Roy. Sans approfondir les causes du premier dérangement, mais présumant que celle de cette tumeur pouvait avoir quelque analogie, pensant d'ailleurs qu'une effusion de sang ne pourrait tout au plus que calmer quelques symptômes sans attaquer la vraie cause de la maladie, je donnai le conseil à la mère de revenir à l'usage des remèdes de Le Roy, et de les presser un peu vivement, en se comportant ainsi qu'il le dit dans sa Méthode. Je fis donner à l'enfant, dans la soirée même, un vomi-purgatif; le lendemain matin, un purgatif, premier dégré; le même soir, un vomitif, et le lendemain un purgatif, ainsi de suite jusqu'à ce que l'on fût parvenu à obtenir une amélioration dans l'état du malade.

La mère me promit d'exécuter ponctuellement ce que je lui conseillais. Le troisième jour, la tumeur se concentra en conservant toujours beaucoup de sensibilité, et la suppuration s'établit. Le sixième jour, elle s'était étendue; la fluctuation et la sensibilité étaient diminuées de beaucoup, ainsi que la fièvre. Au huitième jour, la tumeur n'était apparente que par un peu d'élévation sans chaleur à la peau. On cessa toute application émolliente qu'on avait employée jusqu'à ce jour, comme aussi d'alterner le vomitif et le purgatif. On donna deux jours de repos au malade; le dixième jour, la fièvre cessa totalement. Je conseillai un purgatif trois jours de suite : il y eut un jour de repos, et le purgatif fut continué jusqu'au vingtième jour. On voit facilement le nombre de vomitifs et purgatifs pris dans ce traitement. L'enfant n'a pas eu depuis une heure de maladie. S'il est difficile d'établir par le raisonnement une analogie avec la cause de la première maladie, on peut la présumer par le succès du traitement.

Lacroix, chirurgien.

Maladie de poitrine avec crachement de sang. — Le sieur***, âgé de 34 ans, d'un tempérament bilieux, éprouva, dans la journée du 13 février 1821, une frayeur des plus grandes qui lui donna un mal de tête qu'il prit pour une migraine à laquelle il était très sujet. Il crut en conséquence devoir prendre un bain de pied, une petite soupe en sortant de l'eau, et se mettre au lit aussitôt après. A peine y fut-il entré qu'il lui survint un crachement abondant d'un sang très vif. Il fit appeler sur-le-champ un médecin qui lui conseilla, pour le lendemain, de le limonade; à la fin du jour, après la soupe du soir, le sang revint en plus grande quantité que la veille. On le saigna le lendemain matin au bras gauche, et il fut mis à l'usage de la glace intérieurement. Huit jours après, revenant de la promenade, le sang reparut en se mettant au lit; on lui appliqua huit à dix sangsues à l'anus, un emplâtre très large de poix de Bourgogne entre les épaules, et un bois garou au bras. Il fut mis à l'usage de la grande consoude, de la racine de guimauve, des fleurs de tilleuls, de looks, simples et composés de kermès et autres. Après, il fut purgé quatre fois en quatre jours. Ces moyens étant sans effet, on employa le sirop de lichen d'Islande, les pâtes de lichen et celle de jujube. Le sang ne reparut pas pendant quarante-cinq jours, mais la toux continua, accompagnée d'un crachement abondant de matière jaunâtre le matin, et glaireuse dans le jour et même la nuit. Le malade n'ayant pu supporter le garou, on fut obligé de le supprimer. Telle était la position du malade au commencement d'avril 1822, lorsqu'il prit la résolution de descendre à Lyon pour consulter M. V.

Voici la manière dont ce docteur a envisagé la maladie, et les moyens qu'il a prescrits pour la combattre.

« Le malade pour lequel je donne mon avis, âgé de 34 ans, d'un tempérament bilieux, ayant le système veineux des organes très développé, sujet à des douleurs violentes de tête, éprouve depuis deux mois, et à la suite d'une frayeur très forte, une toux avec un crachement de sang très abondant. A cette fluxion hémorrhagique du poumon, on a vu se joindre une irritation des membranes muqueuses du tissu lobulaire des poumons, ce qui explique la métamorphose qui s'est opérée dans les crachats qui ont été d'abord sanguins, et qui sont aujourd'hui grumeleux et mêlés de sang. Dans la vue de combattre la fièvre hémorrhagique pulmonaire, ainsi que la sub-inflammation de la muqueuse des bronches et du tissu lobulaire du poumon, je propose, ayant égard à l'âge du malade et aux circonstances indiquées, l'usage des moyens suivans : 1° Le malade évitera de travailler, de parler, de marcher vite; il évitera d'aller au soleil : il fera peu de mouvemens. 2° Le malade prendra, soir et matin, des lavemens que l'on fera avec une forte décoction de pariétaire et de mauve. On ajoutera dans chaque lavement une cuillerée à café de suc de citron. 3° De suite, le malade prendra, le matin, cinq à six onces de lait d'ânesse. Il le prendra au moment où il sortira du pis de l'animal. Dans chaque dose de lait on mettra une cuillerée à café d'eau de rose, et une cuillerée à café de gomme arabique. 4° Le malade prendra le soir, pour son souper, du lait de vache, froid ou chaud, sucré. 5° Tous les mois le malade se mettra au fondement deux ou trois sangsues, qu'on laissera donner une heure. 6° Comme il importe de changer la direction du mouvement qui procure l'hémorrhagie pulmonaire, il sera bien que le malade applique aux jambes ou aux cuisses un emplâtre de poix de Bourgogne qu'on laissera à chaque place le temps nécessaire pour procurer de l'irritation à la peau. Dès qu'il sera assez dans le point où on l'aura appliqué, on le mettra dans un autre endroit. 7° Dans le jour, on fera prendre au malade deux ou trois tasses de bouillon qui se fait comme il suit :

Cuisses de grenouilles. . . 12
Escargots dépouillés. . . 10
Rac. de grande consoude. 1 once.
Gomme arabique. . . . . 1 gros.

Faites bouillir sur cinq verres d'eau une heure et demie. Après, passez et prenez trois tasses de bouillon par jour. On pourra sucrer chaque tasse de ce remède si le malade l'exige. 8° Le malade prendra souvent dans le jour, pour modérer les quintes de toux, une cuillerée à café d'un look blanc dans lequel on mettra trois grains de digitale pourprée en poudre très fine. 9° Pour calmer l'irritation de la nuit, le malade pourra prendre, en se couchant, une pilule d'un grain ou deux d'extrait de jusquiame. 10° Le malade se privera de vin, café, viandes salées ; il mangera des soupes froides en bouillon gras ou en lait, des viandes blanches, des œufs frais. Il boira aux repas de l'eau sucrée, chargée de gomme arabique. Lorsque les fruits du printemps existeront, il pourra en faire usage. Il évitera soigneusement toutes les causes d'excitation physique et morale.

Lyon, 13 avril 1822. V.. »

Après avoir fait usage, pendant un mois et plus, des remèdes prescrits par cette ordonnance, et en avoir suivi très exactement le régime, le malade s'aperçut que le crachement de sang devenait plus fréquent, la toux et l'oppression plus fortes, et il consulta un autre médecin qui conseilla d'autres remèdes, mais qui n'apportèrent aucun changement à son état. Ce dernier ayant appris indirectement l'intention du malade de recourir aux remèdes de Le Roy, dit à son épouse que, s'il persistait dans son dessein, avant 15 jours il succomberait. Ce fut cette crainte qui la conduisit chez moi avant son mari, afin que je le refusasse s'il venait me demander mon avis. Avant d'en donner aucun, je lui recommandai de me l'envoyer avec l'ordonnance du médecin de Lyon, afin de prendre une connaissance exacte de sa position. Je cherchai à lui persuader que mon intérêt, celui de son mari et celui des remèdes de Le Roy, que l'on critiquait sans les connaître, devaient lui paraître des motifs suffisans pour me faire rejeter sa demande si la maladie ne présentait aucune ressource.

Il vint avec beaucoup de peine chez moi dans les derniers jours de mai, et me mit au courant de tout ce qu'il avait fait jusque-là. Je crus voir dans l'exposé de la maladie fait par M. V..., que le crachement de sang pouvait bien n'être que l'effet d'un relâchement général du système vasculaire du poumon, dont la cause remontait nécessairement à la frayeur qu'avait éprouvée le malade, et qui était entretenu, ainsi que la fièvre hémorrhagique, par une pléthore humorale. De nombreuses observations m'ayant donné la certitude que les remèdes de Le Roy pouvaient être employés, non seulement comme évacuans, mais comme toniques, et que leur application, dans ce cas, paraissait être indiquée pour remédier à l'hémophtysie et à l'oppression, je les lui conseillai, mais avec les précautions que son état demandait. Une cuillerée de purgatif, premier degré, lui fut administrée le lendemain matin. Le malade n'en fut nullement fatigué, et, ce qui parut le plus extraordinaire, c'est que le crachement de sang s'arrêta le soir même pour ne plus reparaître depuis. Je conseillai la même dose pour le lendemain, qui produisit huit évacuations par le bas avec quelques envies de vomir. D'après la Méthode de Le Roy, je lui fis donner, le lendemain, une cuillerée de vomi purgatif, qui lui fit rendre une quantité considérable de glaires par le haut et par le bas. Le malade se sentit le soir très soulagé, et il dormit sur le côté, ce qu'il n'avait pu faire depuis longtemps. Le malade suivit le régime pendant douze jours de suite, n'ayant jamais porté la dose de purgatif, premier degré, au-delà de deux cuillerées. Il avait recours au vomi-purgatif toutes les fois que le purgatif l'indiquait. Après deux jours de repos, il recommença pendant huit jours, s'arrêta deux jours, revint au purgatif pendant quelques jours, et se conduisit ainsi pendant près de six semaines, ne mettant d'intervalle dans le traitement que le temps jugé nécessaire pour réparer ses forces. Son état s'améliora ; il reprit de l'appétit, de l'embonpoint et des forces Il put se coucher de tous côtés. Les sueurs nocturnes disparurent ainsi que les crachats et la toux, mais il conserva une partie de l'oppression. Ce ne fut qu'après trois mois qu'il put reprendre son travail, non d'une manière continue, car l'oppression le fatiguait toujours, mais cependant assez de temps pour être persuadé qu'en continuant ces remèdes, suivant les indications qui se présenteraient, il achèverait son rétablissement, qui n'a eu lieu qu'après huit à neuf mois.

J'estime que l'on peut porter de cinquante à soixante doses le nombre des purgatifs, et de dix à douze celles de vomi-purgatif, pendant son traitement. Depuis près de vingt mois que le malade a cessé tout remède, il a repris plus d'embonpoint et de force qu'auparavant, et n'a éprouvé depuis aucun accident quoiqu'il travaille tous les jours.

LACROIX, chirurgien.

(*Gazette des malades.*)

DOULEURS RHUMATISMALES. — M. Le Roy, habitant le sommet des Alpes cottiennes, où mille obstacles, tant naturels que factices, s'opposent à la propagation des découvertes utiles, dans un pays privé de commerce, et par conséquent de relations sociales, je n'avais aucune connaissance de votre Méthode, lorsqu'un pur hasard m'a fait tomber cet Ouvrage dans les mains.

Exerçant la Chirurgie dans ces montagnes sur des habitans pauvres, j'avais reconnu, par une pratique de trente ans et plus, l'insuffisance de la plupart des systèmes médicaux qui se sont succédés rapidement dans ces derniers temps. J'avais même observé que, dans des cas désespérés, où tous les autres moyens avaient été employés inutilement, un évacuant actif réussissait assez souvent.

Mais, n'osant secouer le joug des nouveaux systèmes, dont la plupart vouaient à l'anathème les médecins *stercoraires*, votre précieux livre est venu à mon secours et a raffermi toutes mes idées.

Armé de vos principes, je ne cherchais qu'une occasion de les mettre en pratique : elle ne tarda pas de naître. Je fus appelé en consultation par M. Blanchard, entrepreneur des fortifications de la ville de Briançon, atteint depuis long-temps de douleurs rhumatismales qui lui avaient successivement attaqué toutes les articulations mobiles, et le faisaient souffrir cruellement.

Je trouvai ce malade faible et exténué, sans doute par des saignées copieuses avec la lancette et par l'application d'environ deux cent cinquante sangsues; plus, par des bains, des fomentations, des linimens, etc. Le pouls était fiévreux et dur ; le malade n'avait point d'appétit, et il avait la langue recouverte d'un mucus jaunâtre.

M. Nunia, chirurgien-major en retraite et mon ami, voyait tous les jours le malade Je proposai votre Méthode curative à cet ami : comme il ne la connaissait que sous un aspect défavorable, par le rapport de l'Académie de Médecine de Paris, ma proposition l'étonna. Il chercha à combattre ce mode de traitement, et à en dégoûter le malade; mais, muni de votreOuvrage,je le leur laissai en leur disant : Lisez-le, et vous serez convaincus, conséquemment plus dociles à l'avenir.

En effet, quelque temps après, je reçus une lettre de M. Nunia, par laquelle il me mandait que M. Blanchard allait mieux depuis qu'il faisait usage des évacuans de la *Médecine curative*. De même, il me mandait qu'il avait administré les mêmes évacuans à nombre de personnes, et qu'il avait obtenu pareillement de bons effets.

J'ai vu depuis lors M. Blanchard; il va beaucoup mieux.

Voilà, Monsieur, une victoire bien complète remportée sur deux esprits fortement travaillés par la prévention, à l'empire de laquelle ils avaient été long-temps soumis.

Pour ne pas être diffus, je m'abstiendrai de vous donner le détail des malades que j'ai moi-même traités, et toujours avec des résultats satisfaisans; j'ai détruit *des rhumatismes aigus, chroniques, des épanchemens laiteux, des hydropisies ascites*, etc.

Je me félicite d'avoir été le premier à mettre en pratique votre Méthode dans ce pays et dans l'arrondissement de Briançon. Il est vrai qu'il y a encore bien des personnes prévenues contre, ou qui sont incrédules; mais, enfin, l'expérience leur dessillera les yeux, et la Vérité finira par triompher de tous les préjugés et de toutes les préventions.

La postérité vous aura, Monsieur, les plus grandes obligations pour avoir dénoué le nœud gordien que tous les systèmes à la mode et en vogue n'avaient fait que compliquer.

Cette lettre n'ayant d'autre but que celui de vous exprimer les sentimens dont je suis pénétré pour une si précieuse découverte, et dont, en zélé partisan, je ne cesserai d'en aider la réputation et d'en publier les bons effets, c'est avec les sentimens du plus profond respect et celui de la plus haute considération que j'ai l'honneur d'être, etc.

C. E : Balcet, chirurgien à Césanne, (Piémont.)

(*Gazette des malades*, n° 1491.)

Affection de la peau, maux de dents, pleurésie. — M. Le Roy, un de mes amis m'ayant procuré votre *Médecine curative*, et l'ayant lue avec beaucoup d'attention, j'ai vu, et mon expérience me l'a prouvé, que votre manière de raisonner sur la cause matérielle des maladies est très juste, et s'accorde parfaitement avec les moyens qu'emploie la Nature dans certains cas particuliers. J'en veux essayer l'usage sur moi. Je me trouve atteint depuis douze à quinze ans d'une affection à la peau qui me fatigue beaucoup : c'est une démangeaison extrême, joint à cela des fluxions aux dents qui m'ont mis dans la dure nécessité d'en faire arracher un grand nombre. Au moment où je vous écris, je suis forcé de me faire tirer la dent canine du côte gauche. A la suite d'une forte fluxion portée sur elle, sont survenus deux dépôts qui ont été ouverts. Malgré l'issue du pus, il est resté à l'entour de la dent malade un décollement qui s'étend jusqu'à l'extrémité de la racine. Il sort même d'une des ouvertures une espèce de matière sanieuse. . . . .
. . . .

Vous m'avez demandé mon âge ; j'ai trente-trois ans. Votre traitement m'a beaucoup soulagé ; j'espère, en en continuant l'usage, obtenir ma guérison. Les agitations sont beaucoup moins vives. Les fluxions aux dents se font ressentir de temps à autres, mais légèrement. Celle que j'avais lorsque j'eus l'honneur de vous écrire, disparut entièrement pendant l'usage des purgatifs. L'appétit va bien. J'ai même engraissé. Depuis lors, plusieurs personnes auxquelles j'ai conseillé votre Méthode s'en trouvent fort bien. Une demoiselle de treize à quatorze ans, atteinte du rachitis, et qui avait subi un traitement conseillé par un chirurgien fameux de Lyon (M. B.), qui a duré un an et sans aucun succès, se trouve presque guérie depuis qu'elle fait usage de votre Méthode. Si le temps me le permettait, je pourrais vous citer *des fluxions de poitrine, des pleurésies bilieuses fort graves, des douleurs rhumatismales extrêmement aigues*, guéries par votre Méthode.

Je continue l'usage de votre traitement avec succès. Je me trouve en voie de guérison. Les démangeaisons ont presque disparu. Le sommeil est plus tranquille. Les mouvemens involontaires que j'éprouvais sont peu de chose, j'éprouve encore des cuissons sur différentes parties du corps, les jours surtout que je prends le purgatif. Je pense que pour hâter ma guérison j'ai besoin de plusieurs doses du vomi-purgatif. Lorsque j'ai pris de ce dernier, je m'en suis bien trouvé. . . . .

Je viens de guérir une jeune femme d'une pleurésie bilieuse très grave, avec le seul usage des évacuans de votre Méthode. Les symptômes les plus graves qu'elle éprouvait étaient : douleur à la tête, oppression considérable dans le thorax, de manière que la malade respirait difficilement ; joint à cela des crachemens de sang et une fièvre des plus violentes.

X. Fesquier,
médecin à Chomerac.

Gazette des malades n° 8 à 10, extrait.

Mal d'estomac, affection de la peau. — M. Le Roy, zélé partisan de votre Méthode, j'ai reconnu que vos principes sont les meilleurs et les seuls pour détruire la plupart des maladies qui affligent l'espèce humaine. J'en suis un exemple. Je portais un mal d'estomac depuis environ six ans. A cette époque, ayant employé tous les moyens que la Médecine ordonne pour cela, et ne m'en étant pas rapporté à moi seul, je consultai plusieurs de nos docteurs des environs, et toujours sans succès. A la fin, l'on me répondit que malheureusement il y avait des maladies qu'on ne pouvait radicalement guérir, qu'on ne pouvait que pallier. Enfin, dans ce moment-là, ayant lu votre Ouvrage, et pénétré de vos principes, je pris la résolution de suivre l'article 4 de l'ordre de votre traitement. J'ai éprouvé du soulagement, j'ai continué le traitement et m'en suis bien trouvé. Ma femme, mes enfans, ont été malades dans le même temps; je les ai traités de même, et aussi mes domestiques : tout me réussit. Je traitai plusieurs malades, toujours avec le même succès. . . . .

Il faut que je vous fasse part de l'altercation que j'ai eue avec un médecin, celui qui me dit que je ne pouvais guérir, que mon affection d'estomac était incurable. Etant avec lui, je l'apostrophai de cette manière : « Vous rappelez-vous de ce que vous m'avez dit ? Eh bien ! aujourd'hui vous me voyez; à quoi ai-je l'obligation de ma guérison ? aux remèdes de cette Méthode. Voilà une femme que vous venez de traiter, vous n'avez pu réussir ; vos calmans n'ont fait que du mal. Je la traite selon cette Méthode; la voilà presque guérie. — Elle ne guérira pas, j'en réponds, dit le docteur. » Au bout de quinze jours elle fut guérie. Elle était enceinte, elle a accouché heureusement de deux enfans, et jouit d'une bonne santé.

Cette femme avait une éruption depuis la région de l'estomac jusqu'à la tête. Le purgatif ne passait point; j'ai été obligé de lui donner le vomi-purgatif en cinq reprises différentes; elle a pris neuf doses purgatives; on ne pouvait s'imaginer le volume d'humeurs que son corps renfermait. Les boutons diminuèrent à mesure que les humeurs s'évacuaient.

Laurent de Lucenay,
chirurgien.

(*Gaz. des mal.*, n° 12, extrait).

Paralysie hémiplégique. — M. Le Roy, le 24 janvier 1819, j'ai été frappé d'une paralysie en récidive, qui m'a privé de tout le côté gauche, à partir du sommet de la tête jusqu'aux pieds. Cette hémiphlégie, aussi intense sur les facultés intellectuelles que sur le physique, a été traitée dans le principe selon toutes les règles de l'art, très-infructueusement. Sur la fin de la première année, ou au commencement de la seconde, on me parla de la *Médecine curative*, et on me prêta votre cinquième édition ; mais comme je viens de vous le dire, mon esprit, aux trois quarts paralysé, ne me permit pas de comprendre votre mode de traitement; je compris seulement que votre Méthode était la seule en harmonie avec la Nature, et je priai ma sœur de me faire prendre de vos évacuans, à quoi elle consentit; et malgré que je ne suivisse pas très méthodiquement le traitement dont je n'avais pas bien compris l'ordre, je parvins insensiblement à dégager un peu mes facultés mentales, et à donner à ma santé une amélioration sensible, dont j'ai profité pour mieux comprendre votre septième édition qu'on me procura dans le courant de la troisième année de mon accident; et à mesure que mon esprit se débarrassait, j'ai rectifié dans mon traitement ce qu'il y avait de défectueux, au point qu'au mois de mars 1824, me trouvant en état de bien lire, et avec fruit un traité quelconque, je me procurai votre 10e édition, que j'ai lue et relue avec un plaisir d'autant plus grand que je le concevais à fond.

Alors je pris la résolution d'attaquer avec constance et courage mon indigne maladie, et de suite je me suis mis à l'article 4 du mode de traitement, à raison de quatre doses évacuantes par semaine. J'ai constamment, et sans interruption, suivi ce traitement jusqu'au 1er avril dernier. Dans cet espace de temps, j'ai pris deux cents doses, tant vomitives que purgatives. Voyant que mon esprit était entièrement débarrassé, et que la couleur de mes humeurs se rapprochait de la couleur naturelle, j'ai encore pris cinq doses de suite, et j'ai résolu de prendre du repos pendant un certain temps.

LEBOEUF, médecin à Gy.

(*Gaz. des mal.*, n° 1174, extrait).

RHUMATISMES, CATARRHES, AFFECTIONS NERVEUSES, MAUX D'ESTOMAC, ETC. — M. Le Roy, retiré par goût dans le fond d'une campagne, j'aurais probablement ignoré longtemps encore votre *Médecine curative*, quoique déjà rendue à sa huitième édition, sans le passage en ces lieux d'une personne venant de Paris, où elle a fait acquisition d'un exemplaire de votre Méthode, qu'elle m'a prêté, et que je n'ai pu conserver que quelques jours. J'en ai fait des extraits, et j'ai essayé votre purgatif 3e degré, ainsi que le vomi-purgatif. Ils ont réussi tous les deux dans un cas de rhumatisme qui existait depuis quinze ans. Après trois doses consécutives de purgatif et deux de vomi-purgatif alternées avec le purgatif, ce rhumatisme, qui se faisait ressentir avec force, a cédé en quinze jours de traitement.

Des catarrhes pulmonaires, des maladies de langueur, des affections nerveuses, des chaleurs, des maux d'estomac, ont reçu des améliorations sensibles par l'usage de votre Méthode. D'après elle j'ai purgé ma belle-mère, mon épouse et mes enfans; je me suis aussi purgé moi-même, et, après trois doses consécutives que j'ai prises, je ne sais plus ce qu'est devenu un rhumatisme qui me tourmentait depuis des années. Depuis dix-huit ans que j'exerce la médecine, la *cause* des maladies fut toujours l'objet de mes recherches dans le traitement des maladies; de même je recherchais les remèdes propres à attaquer l'origine ou la source du mal. Je la vis, ainsi que vous, dans la dissolution des humeurs qui circulent, avec le fluide réparateur, dans tous les points du corps humain : dissolution occasionnee par les contagions régnantes, le contact des parties, la mauvaise qualité des alimens, ou par nos abus.

Le moyen d'évacuer en totalité cette humeur morbifique était le nœud gordien de la Médecine entière, qu'il était donné à feu PELGAS de couper. Il a vu avec justesse le purgatif le plus propre à cet effet : purgatif qui, par son mince volume, ne peut que mieux s'élaborer dans les voies digestives, et se porter à la poursuite des humeurs corrompues pour en débarrasser la circulation, ou les organes gênés par sa présence délétère ou corrosive, et les pousser au dehors, soit par les vomissemens ou les selles, soit par les émonctoires de l'économie animale. Ennemi déclaré des partisans des sangsues et saignées, j'eus souvent à combattre, dans les conférences où je me suis trouvé avec des confrères, ce système destructeur des forces vitales. Aussi, dès que j'ai eu parcouru votre Ouvrage, je me suis bientôt rangé de votre côté, Monsieur et confrère, pour combattre avec succès la cause efficiente des maladies.

L'humanité souffrante vous devra une éternelle reconnaissance pour avoir rendu public ce que vous auriez pu tenir secret; pour avoir donné aux hommes les moyens de parcourir la carrière épineuse de la vie, en leur fournissant la manière de se conduire en maladie comme en santé. Je sais que votre Méthode peut froisser de grands intérêts; mais pourquoi fermer ses yeux à la lumière, et ne pas se rendre à l'évidence des faits que vous rapportez à l'appui d'une pratique de plus de soixante années?

Le véritable remède est celui qui guérit, et c'est pour cette raison que je me servirai dorénavant de votre Médecine curative dans le traitement des maladies. Comme vous, je préfère être le médecin qui sauve son malade à celui qui le tue. Soyez persuadé que j'étendrai et propagerai votre Médecine curative autant et aussi loin que je le pourrai. Déjà j'avais employé les purgatifs et lavemens dans bien des cas où l'on prétendait que je débilitais trop mes malades, et qu'il eût mieux valu répandre du sang; mais, fort de mon système, étayé d'une longue pratique, je persistais, et je sauvais mes malades. J'ai en ce moment beaucoup de malades atteints d'affections graves et chroniques, qui vous devront la vie et la santé.

ALLAIRE, docteur en médecine à Percy (Manche).

(*Gazette des Malades*, n° 148.)

Monsieur Le Roy, il y a bientôt trois ans que j'emploie votre Méthode, que j'ai adoptée comme cadrant avec mes observations, tant antérieures que postérieures, à la connaissance que j'ai eue de votre Ouvrage. Il ne me serait pas difficile de prouver en sa faveur, par *plus de huit cents faits de pratique*; si j'étais interpellé de le faire, et si l'autorité avait besoin de connaître toute la vérité, je pourrais (et je m'y soumets) la lui dire tout entière, et d'une manière irrévocable et irréprochable.

J'ai souvent été dans le cas de voir que votre Méthode, qui se trouve en beaucoup de mains, ne pouvait être bien administrée que par un médecin, au moins dans les cas graves. . . . .

J'ai l'honneur de vous faire passer quelques observations concernant les heureux effets de votre Méthode. Je pourrais certainement vous en envoyer un plus grand nombre, mais je me réserve de le faire bientôt. Je vous prie d'insérer tout au long ces petites notes, que j'ai faites le plus succinctement possible, et de mettre mon nom en toutes lettres. . . . .

MARÉCHAL, chirurgien.

MALADIE DE L'ESTOMAC. — Madame Rivière, rentière à Senonnes, âgée d'environ cinquante-cinq ans, d'un tempérament lymphatico-nerveux, atteinte depuis quatre années, d'une maladie organique de l'estomac, douleurs presque continuelles de cette partie, céphalalgie quelquefois intolérable; la peau livide, terreuse et sèche ; le pouls petit et régulier dans les premiers temps de la maladie ; renvois fréquens avec odeur; dureté à l'épigastre; vomissemens avec efforts; la matière rendue, de couleurs diverses et fétide; haleine de même odeur ; constipation opiniâtre; respiration courte et gênée; tous ces symptômes ayant pu prendre de l'intensité vers la fin de la quatrième année, au point d'amener un marasme complet. C'est dans cet état que je lui conseillai l'usage de votre remède. Toute espèce de traitement avait été infructueux.

Cette affection dénotait évidemment un racornissement des membranes muqueuses et musculaires de l'estomac, particulièrement vers le pylore, et, je crois, sans rien hasarder, un commencement de cancer. Une cuillerée du plus léger bouillon causait des douleurs brûlantes dans tout cet organe et le long de l'œsophage, avec sentiment d'érosion ou d'excoriation. Dans les premiers temps de l'administration du remède, dont je ne rapporterai point les circonstances, parce que ce serait trop long, il s'est rencontré des momens orageux. La malade avait besoin d'un appui pour le continuer. Fort heureusement je possédais toute la confiance de cette malade. Je l'enhardis par mes conseils et mes soins, soutenus sans relâche. Je triomphai de cette maladie, qui autrement était mortelle. Le traitement fut long et pénible; mais, au bout d'un an, j'obtins guérison radicale. La santé de cette dame est florissante, et étonne les personnes qui l'ont vue.

MARÉCHAL, chirurgien.

FIÈVRE CONTINUE. — Madame Aubert, marchande épicière à Raon-l'Etape, deux lieues d'ici, âgée de vingt-huit ans, d'un tempérament lymphatique, malade depuis deux mois, fièvre continue avec redoublement le soir, peau sèche avec rugosité sur toute l'habitude du corps, pulsations accélérées des deux carotides, yeux brillans, face cuivreuse, engorgement des parotides, plusieurs tumeurs abdominales avec dureté, insomnie presque continuelle, constipation opiniâtre, relâchement du ventre, donnant issue à une matière visqueuse et purulente, sentiment de douleur d'une extrémité du canal à l'autre, principalement vers l'estomac, altération constante, ne pouvant la satisfaire ; aucun ou fort peu d'alimens liquides ne pouvait passer ; la langue sèche, rouge sur les côtés, chargée d'un enduit jaunâtre vers sa base; lèvres d'un rouge vif, état de maigreur épouvantable, la peau collée sur les os. Cette maladie me parut appartenir à un vice scrofuleux. Cet appareil de symptômes ne laissait point d'espoir de guérison. Les médecins qui la soignaient avant moi ne lui avaient plus accordé que quinze jours de vie, d'après l'apposition d'un nombre infini de sangsues par ces Messieurs, à plusieurs reprises. Un tel état ne donnait plus l'ombre d'espoir. La malade fatiguée, dégoûtée de tous remèdes et de la vie même, je devais craindre de ne pas réussir.

Cependant, en faisant, comme M. Pelgas, la réflexion que l'*âme tenait au corps*, je m'emparai de la confiance de la malade. Je pensai sérieusement qu'on ne devait abandonner un malade qu'après sa mort. Je ne pus employer que le vomi-purgatif, que j'ai réitéré deux ou trois fois avec le purgatif. Mais, la malade ne pouvant l'avaler, je l'employai alors en lavemens. Par suite, je fus obligé, à cause de la grande répugnance qu'avait la malade, de substituer d'autres purgatifs, tel que le sulfate de magnésie. Enfin, peu de temps après, je fis taire les cris d'alarmes, et mes docteurs parurent un peu interloqués du changement apporté assez promptement à la situation de la malade, qui aujourd'hui vaque à ses affaires, et qui aurait certainement pu obtenir un parfait rétablissement, si elle eût voulu soutenir le traitement. Je lui ai sauvé la vie comme à la volée. Mais ne peut-elle pas redouter une rechute? et cette rechute ne peut-elle pas être aussi sérieuse que la première attaque?

Maréchal, chirurgien.

Fièvre bilieuse inflammatoire. — M. Méon, bijoutier à Raon-l'Étape, âgé de trente-six ans, tempérament sanguin, attaqué d'une fièvre bilieuse inflammatoire, respiration accélérée, pouls plein, offrant cent vingt pulsations à la minute, tête lourde, peu animée, coup d'œil mal assuré, conjonctive injectée, langue rouge sur les côtés, enduit de jaune formant une croûte vers le milieu, soif inextinguible, urine rare et rouge, point de selles, ventre météorisé, vomissemens bilieux, spontanés, resserrement des hypocondres, peau brûlante. Le traitement avait consisté dans l'application des sangsues par les médecins du lieu, à raison de trente à la fois. Enfin, le malade était devenu plus mal, menacé d'une suffocation prochaine par le vide opéré instantanément, qui fixait la fluxion humorale sur l'organe pulmonaire, le tout était pressant. Je vis ce malade presque mourant. Par le moyen d'un vomi-purgatif combiné avec le purgatif dont les doses furent convenablement rapprochées, et le secours des lavemens purgatifs, je tirai ce malade d'affaire dans l'espace de huit jours.

Maréchal, chirurgien.

Pleurésie et pneumonie. — Un magister de Chala, village à une lieue de Senonnes, attaqué de pleurésie et péripneumonie; une douleur pongitive au côté gauche, annonçant l'inflammation de la plèvre, expectoration sanguinolente, qui prouvait inflammation du poumon. Au début de cette maladie assez sérieuse, frissons, lassitude spontanée, chaleur excessive, toux fréquente, respiration difficile, pouls dur et développé, pommettes rouges, paroxisme vers le soir, soif ardente, nausées, constipation accrue ou provoquée par deux bouteilles de vin, bues lors de l'invasion de la maladie pour, disait-on, le réchauffer. Le troisième jour, danger imminent. Je mis fort peu d'intervalle dans l'administration des doses *vomi-purgatives* et *purgatives*. Elles furent rapprochées de manière à être réitérées de quatre heures en quatre heures. Le malade vomit considérablement pendant dix-huit heures; mais les évacuations par les voies basses furent peu copieuses. Les lavemens et les vésicatoires étaient indiqués; mais, dans les campagnes environnant les pays que j'habite, les paysans préfèrent la mort à ces deux remèdes, pourtant salutaires. Néanmoins j'ai tiré d'affaire ce malade en moins de huit jours. Si j'avais mis trop de temps dans l'administration des doses, il périssait infailliblement le cinquième jour, tandis que dès le septième il était sur pied.

MARÉCHAL, chirurgien.

ILÉUS. — Madame Bodelet, aubergiste à Sénonnes, âgée de quarante-six ans environ, tempérament nerveux, atteinte d'un *iléus*, vomissement biliaire, accompagné de constipation opiniâtre, anxiété et douleur violente autour de l'ombilic, ventre ballonné autant que la peau pouvait s'étendre, pouls presque nul, extrémités froides, face bleuâtre, enfin un état plus qu'inquiétant. J'employai toutes les quatre heures le *vomi* et le *purgatif*, d'accord avec les lavemens purgatifs. L'huile essentielle de térébenthine et des émolliens sur le ventre; dans l'espace de quatre jours. appétit et sommeil paisible, enfin santé parfaite.

MARÉCHAL, chirurgien.

HYDROPISIE ASCITE. — La femme d'un menuisier, nommé Ferry, de Sénonnes, atteinte d'hydropisie ascite, depuis dix-huit mois; votre remède, administré un peu brusquement, à fait évaquer à cette femme non moins que des baquets d'eau, et dans l'espace de six semaines son rétablissement a été complet.

N. B. Quoique ma réputation et ma bourse aient bien fortement souffert, tant pour avoir proclamé votre Méthode, que parce que j'ai souvent fait les frais de son traitement, je ne me crois pas moins obligé d'en démontrer toute la vérité. Je n'hésiterai donc jamais à dire et répéter, tant qu'il le faudra, que tout médecin judicieux se rendra aux principes de votre Méthode. Je lui porte honneur, ainsi qu'à vous, Monsieur, comme un tribut de reconnaissance de la part de mes malades et de la mienne.

MARÉCHAL, chirurgien.

A M. Le Roy, chirurgien-consultant à Paris.

Comme on ne peut contester la vérité des notes que j'ai eu l'honneur de vous faire parvenir, je vous prie d'accueillir celles que je joins à cette lettre, et qu'on ne pourra pas suspecter plus que les premières. Au surplus, en cas de doute, on pourrait s'adresser à moi, et, mieux encore, directement aux personnes dénommées qui ont été guéries : on recevra, de l'une ou de l'autre manière, pleine et entière satisfaction. Permettez que je parle un peu de moi, et que je vous dise d'abord que quelques gens exerçant la Médecine, et qui se croient *médecins*, ont bien *voulu* hausser un peu les épaules au sujet de l'insertion dans votre journal des récits de guérisons que j'ai opérées d'après votre Méthode. Ces *observations*, ont-ils dit, ne sont que d'un *chirurgien*, et encore d'un *chirurgien de village*... Il est vrai que je n'habite pas une de ces villes où il y a une préfecture, un évêché, des tribunaux, etc. J'ai voulu choisir un lieu qui eût une certaine analogie avec mon caractère naturellement ennemi de l'étiquette et des cérémonies, un endroit qui me rendît la vie paisible, car voilà bientôt trente ans passés dans la carrière médicale, et qui m'ont appris à connaître les hommes : enfin j'ai pris une sorte de retraite, quoique j'aie toujours aimé à m'occuper ; et j'espère, tant que Dieu m'accordera la vie, m'occuper encore surtout à donner le plus grand jour à votre Methode. Vous avez vos antagonistes, Monsieur ; j'ai aussi les miens. Les vôtres figurent dans toutes les classes ; mais les miens sont de petits raisonneurs, sachant très bien se prévaloir de ce que la fortune de leurs parens a pu les retenir assez longtemps sur les bancs des écoles pour y avoir au moins appris le rudiment et la syntaxe, dont les règles sont la base principale de leur débit oratoire contre moi.

J'ai appris combien de peines pour franchir de nombreux obstacles il peut coûter à l'homme que la fortune n'a point favorisé; heureusement que la Nature m'a bien traité, en mettant en moi une assez forte portion de facultés intellectuelles pour pouvoir parvenir à l'exercice d'une profession à laquelle je me suis adonné de très bonne heure. En effet, dès mon enfance, j'eus un goût décidé pour la Chirurgie et la Médecine ; à cet âge, je suivais mon père dans sa pratique, en un petit hôpital civil et militaire ; ma taille d'alors ne permettant pas que je fusse commodément pour panser les malades, une sœur hospitalière, chargée de suivre les pansemens, avait la complaisance de me placer sur le lit des blessés. A l'âge de douze ans, j'étais à Nancy, à l'hôpital-pratique, où il se faisait une clinique et des cours en faveur des élèves. A seize ans, j'entrai comme chirurgien de troisième classe aux armées. Quelques années après, je passai chirurgien de seconde classe. En l'an XI, j'obtins mon diplôme de médecin. Après avoir fréquenté les écoles spéciales de Strasbourg et de Paris, j'entrai, comme chirurgien de première classe, dans la garde impériale du temps passé. Je crois que mes titres valent bien ceux de mes détracteurs.

Un docteur, disait naguère, avec franchise, je le crois, que les médicamens de votre Méthode avaient *quelques propriétés*, et que je pouvais dans *quelques cas* avoir réussi. Mais ajouta-t-il, qu'on les emploie dans les maladies inflammatoires, et on verra bientôt les *beaux* résultats. Je vais tâcher de lui apprendre, s'il le veut, à ménager ses sangsues, et, de plus, à détruire, par la purgation, les maladies inflammatoires lorsqu'elles se présentent.

Je cite pour exemple les faits suivans.

Fièvre bilieuse. — Un nommé Pardill, de Saint-Tail, à deux lieues de Sénonnes, est attaqué d'une fièvre bilieuse, inflammatoire et continue; sa peau est brûlante, sa langue est aussi sèche que si elle eût été rôtie ; une soif inextinguible le dévore, les déjections alvines sont rares et sèches ; battement accéléré des carotides, gonflement des reins, respiration fréquente et chaude, les yeux brillans, pesanteur et engourdissement des membranes, resserrement des hypocondres ; par suite se caractérise la péripneumonie, par un point pungitif au côté correspondant à la plèvre costale. Appelé un peu tard auprès de ce malade, je n'avais pas grand espoir de le tirer de ce mauvais pas. Cependant je l'entrepris, aux conditions très expresses que l'on exécuterait ponctuellement mes prescriptions. M. le curé de la paroisse, qui a vu ce malade, peut, ainsi que ses parens, certifier que, quoique sans espoir alors, dès le neuvième jour de son traitement, il était capable de faire honneur à une meilleure cuisine que la sienne.

Maréchal, chirurgien.

Pleuro-pneumonie. — Le sieur Pérette, tailleur d'habits, à la Petite-Raon, à un quart de lieue de Sénonnes, était accablé sous le poids d'une forte inflammation des poumons et de la plèvre, douleurs aux deux côtés de la poitrine et entre les épaules, pouls très petit, et pointillant, peau sèche et brûlante, recherchant partout la fraîcheur, étouffement presque continuel, expectoration sanguinolente, face très animée, délire dans la nuit. Voici quel fut son traitement : vomi-purgatif, à la dose de deux cuillerées, sans effet, ni par le haut ni par le bas, vésicatoires aux jambes et aux côtés; lavemens émolliens et savonneux. Le vomi-purgatif est réitéré au bout de plusieurs heures, mais je n'ai pu obtenir d'évacuation par le haut ; la prise du purgatif ayant été rapprochée de celle du premier évacuant, les effets en ont été copieux par le bas. Un mieux sensible, dès le troisième jour, s'établit ; il était dû à la persévérance mise à prendre les doses. L'affaiblissement du malade était considérable ; mais des bouillons nourrissans, donnés à profusion, ont, en peu de temps remonté la machine. Il continue de se bien porter.

Maréchal, chirurgien.

Affection aigue — Madame Quelet, de Sénonnes, âgée de plus de soixante ans, affectée d'une maladie qui n'offrait aucun caractère distinctif, sinon, ophthalmie, fièvre irrégulière, douleurs dans tous les membres, surtout aux lombes, sommeil nul, urine rare et rougeâtre, presque point de déjections, angine gutturale, langue parfois sèche, parfois humide, dégoût pour toutes espèces d'alimens et de boissons chaudes, affaissement, constitution plus que débile; enfin la mort paraissait approcher à grands pas. Certes, je ne pouvais prévoir un résultat heureux à l'égard d'un tel sujet. Cependant j'ai tiré cette malade d'embarras, quoique sa convalescence ait été d'un mois environ; j'en appelle aux nombreuses personnes qui l'ont vue, si ce récit peut laisser du doute dans quelques esprits.

MARÉCHAL, chirurgien.

FIÈVRE BILIEUSE. — Un nommé Maire, au Mont, à un lieue de Sénonnes, était attaqué d'une fièvre bilieuse, point de côté, ictère général, soif ardente, cherchant à la satisfaire en buvant de l'eau sortant de la fontaine, tendant la langue, qui présentait une couleur de brûlé, enfin prostration générale. J'osai promettre guérison à cet homme s'il voulait suivre le traitement tel que je le lui prescrirais. Il l'a suivi, non sans que j'en aie éprouvé assez de peines, car il n'est pas aisé toujours de faire entendre raison à certaines gens de la campagne. Enfin il est sorti de ce mauvais pas, et a recouvré une bonne santé.

MARÉCHAL, chirurgien.

FIÈVRE TRÈS GRAVE. — La femme Valilas, de Moyen-Mortier, âgée de quarante ans environ, tempérament éminemment bilieux, est attaquée d'une fièvre bilieuse, avec sensation d'un extrême malaise, ventre tendu, évacuations presque nulles, grande altération, frayeurs continuelles, délire fantastique, soubresauts des tendons, déjections alvines bornées au sentiment d'avertissement, délire qui la portait à ramasser tout ce qui se présentait à elle. Dans cet état, bien voisin du trépas, j'administrai les remèdes à fortes doses, et le traitement fut vigoureusement soutenu. J'ai fait, je puis le dire, reculer la mort, et j'en ai pour témoins les nombreux parens ou amis de la malade, et M. le Maire de la commune, homme d'un sens droit et digne de toute confiance.

MARÉCHAL, chirurgien.

AFFECTION CHRONIQUE. — Un nommé Taverne, habitant Sénonnes depuis peu de temps, portait le germe d'une maladie fort ancienne, et languissait. Enfin il tomba malade sérieusement. Etant indigent, il ne pouvait se faire soigner ; une dame charitable, compatissante et bienfaisante à la fois, me le recommanda. Je ne pus assigner un véritable caractère à sa maladie ; mais voici ce que ce malheureux présentait de plus remarquable : surdité presque complète, bouche béante, regard hébété, n'éprouvant ni soif ni faim, affaiblissement général. Pour le *dégourdir*, je lui donnai *trois* cuillerées de vomi-purgatif pur. Hé bien, ce remède, à forte dose, fut sans effet. Le lendemain je lui donnai *huit* cuillerées de purgatif 4e degré. Le malade en obtint une ou deux selles, modérément et sans éprouver de coliques. Je jugeai que cet homme avait une *tapisserie* tout le long du canal intestinal, qui rendait ce viscère insensible à l'action des plus fortes doses. Toutes les douze heures je lui ai donné constamment la même dose de huit cuillerées, même une fois jusqu'à dix cuillerées. Je suis cependant parvenu à l'émouvoir tant soit peu, et j'ai continué cette marche active pendant une quinzaine de jours. Après quelques jours de suspension, il a commencé à avoir de l'appétit : de ce moment j'ai jugé sa maladie vaincue. Il se reposa pendant dix jours : ensuite je lui conseillai de reprendre le même purgatif, seulement pendant trois jours.

Dès le premier jour le malade, sans en rien dire à sa femme, qui le soignait, *expédia* la bouteille de douze cuillerées 4e degré; mais, chose surprenante, il n'évacua pas plus qu'un homme ordinaire n'aurait fait avec une médecine de sirop de fleur de pêcher. Néanmoins il est devenu capable de faire honneur à sa cuisine, et à toute autre moins maigre que la sienne, le pauvre diable!

MARÉCHAL, chirurgien.

PÉRITONITE — Le sieur Villiomé, cultivateur à la Petite-Raon, était atteint de péritonite; depuis plusieurs jours, l'inflammation avait fait des progrès, et paraissait gagner le diaphragme. La femme du malade, qui est venue me requérir, me dit qu'il était à craindre que je n'arrivasse trop tard. Effectivement, cette maladie me parut être des plus sérieuses, et je trouvai le malade si mal, que je ne sus si je devais lui administrer le remède. Cependant, après avoir averti ses parens de l'imminent danger dans lequel il était, et pour qu'ils n'eussent pas à se plaindre au cas probable où il succomberait, je lui administrai une dose de vomi-purgatif, qui réussit au-delà de mes espérances. Je rapprochai les doses purgatives de quatre heures en quatre heures; pendant l'espace de quarante huit heures il quitta peu la chaise percée. Enfin, le sixième jour, cet homme se trouva dans un état au-dessus de la convalescence.

MARÉCHAL, chirurgien.

CATARRHE PULMONAIRE — Le sieur Etienne, cocher de M. Champi, maître de forge, à Fromont, six lieues de Sénonnes, était atteint d'un catarrhe pulmonaire (mauvaise poitrine du reste). Telle était sa situation : fatigue dans tous les membres, débilité, sorte de stupeur, assoupissement, face un peu animée, fréquence de respiration, anxiété avec sentiment d'oppression, peu de fièvre, excepté le soir, horripilations instantanées, toux suffoquante, douleur de tête continuelle, expectoration rare et muqueuse, urine très foncée. Des fomentations sont pratiquées sur la poitrine, des boissons mucilagineuses sont proscrites, le vomi-purgatif est répété plusieurs fois dans les premières vingt-quatre heures, et l'expectoration devient plus facile. Le purgatif ensuite est reitéré de douze heures en douze heures. Bref, dans le court espace de quinze jours, ce malade a été rétabli.

MARÉCHAL, chirurgien.

PLEURO-PNEUMONIE BILIEUSE. — M. Quinot, huissier à Senonne, âgé d'environ trente-six ans, d'un tempérament bilieux et nerveux, était attaqué d'une pleuro-péripneumonie bilieuse et inflammatoire Lorsque je fus appelé près de lui, dans la nuit du sixième au septième jour de sa maladie, je le trouvai dans un état qui ne laissait plus le moindre espoir; prostration complète, douleur pongitive au côté droit de la poitrine, empâtement sur les muscles intercostaux; la poitrine percutée de ce côté n'offrait qu'un son mat, tandis que l'autre côté résonnait bien : nul doute que l'épanchement séreux était formé; toux sèche sans expectoration, respiration longue et difficile, l'aspiration courte et fréquente, le pouls offrant cent vingt pulsations à la minute; les pommettes très rouges, presque point d'urine ni d'évacuations alvines; le ventre rétracté, paraissant collé à la colonne lombaire; les yeux hagards, larmoiement à l'un d'eux, langue sèche, aridité de la gorge, face hippocratique; enfin tout annonçait une mort prochaine.

Comme j'étais le troisième médecin appelé auprès du malade, je m'informai pour quelle maladie les deux confrères l'avaient traité. On me répondit : pour une fluxion de poitrine. Je vis la surface de cette partie du corps couverte de piqûres de sangsues, et on me dit qu'on avait employé la tisane d'orge et une émulsion de sirop de fleurs d'oranger. Je reconnus facilement à ce traitement de nos docteurs que la mort n'avait pas eu beaucoup à redouter de ces deux champions; aussi le surent-ils bien, lorsque s'expliquant sur le sort prochain du malade, ils déclarèrent qu'il n'y avait que le temps de le préparer à recevoir les derniers secours de la Religion. En effet, je m'attendais à le voir passer dans la nuit.

Je rentrai chez moi, accompagné du beau-frère du malade. Je lui témoignai mon embarras de ce qu'il réclamait des secours de moi, lorsqu'il était trop tard pour les porter. Ce monsieur me rappela le jugement de condamnation des deux médecins, et je pris le parti d'agir. J'ordonnai le vomi-purgatif à prendre toutes les deux heures Le malade rendit, dans la nuit même, et assez abondamment, une humeur de la couleur d'eau de fumier. Il me parut soulagé; mais il restait encore beaucoup à faire. Je craignais, avec raison, que la grande quantité de sang qu'il avait perdue ne fût la cause de sa chute au tombeau, au moment de quelque faiblesse que j'appréhendais. J'ai néanmoins soutenu avec courage mon traitement évacuatif, en suivant de l'œil le malade et la maladie. J'ai eu des momens très orageux, au point que plusieurs fois on put croire le malade mort. Les évacuations ont été parfois très copieuses et constamment d'une odeur infecte. Enfin, après beaucoup de peines et de soins sans relâche, j'ai remis le malade, le quatorzième jour de sa maladie, en état de donner des ordres et, le quinzième, il se promena, la plus grande partie de la journée, dans sa chambre.

Maréchal, chirurgien.

Fluxion de poitrine.—La belle-sœur du précédent malade, demeurant à Menil, trois quarts de lieue de Senonne, fut attaquée, il y a environ cinq mois, d'une fluxion de poitrine, crachant le sang à pleine gorge, point de côté, toux presque continuelle, langue sèche; pouls petit, fréquent et vermiculaire, constipation opiniâtre, urine trouble couleur de sang, diathèse vermineuse, enfin tous signes qui faisaient craindre une mort prochaine. Je l'ai remise sur pied dans l'espace d'une quinzaine de jours, mais ce fut à mon grand étonnement, car je n'y comptais guère, parce que, dans nos campagnes, il est presque impossible d'amener les malades à la pratique des moyens qui leur sont cependant les plus salutaires. Mais celle-ci prit bien exactement les remèdes de Le Roy.

Maréchal, chirurgien.

Teigne faveuse. — Arsène-Jean Henri, de Bar-le-Duc, âgé de onze ans, d'une constitution assez forte, attaqué d'une teigne faveuse depuis son plus bas-âge, avait essuyé, sans succès, différens traitemens jusqu'au moment où il a été confié à mes soins. Cette cruelle maladie, et la quantité de remèdes pris par le malade, l'avaient mis dans un état d'appauvrissement général de ses facultés. Il m'a fallu soumettre ce pauvre petit patient, pendant neuf grands mois, au traitement actif de votre Méthode. Lors de son début, il me donna des inquiétudes, au point de me faire craindre qu'il ne pût supporter ce traitement aussi longtemps qu'il pouvait être nécessaire. Vers la quinzième dose des évacuans, je remarquai qu'il commençait un peu à se réveiller, en revenant de sa stupeur; l'appétit, le sommeil, l'agilité, le développement de ses facultés physiques et morales me donnèrent l'espoir de parvenir à le guérir. Plus de soixante doses de vomi-purgatif, et trois cents au moins de purgatif, ont été prises par cet enfant, avec un courage vraiment héroïque. Vers le neuvième mois, je l'ai renvoyé à ses parens, parfaitement guéri. Je les ai invités à faire encore suivre le traitement à cet enfant, pendant environ un an, à des époques que je leur ai fixées, afin que cette guérison fût soutenue, et pour que la maladie ne pût se reproduire. J'ignore si on a suivi mon avis, n'ayant eu, depuis son retour dans sa famille, aucune nouvelle de cet enfant.

MARÉCHAL, chirurgien.

TEIGNE GRANULÉE. — Un enfant de M. Bertrand, charcutier à Saint-Dié, âgé de onze ans, portant une teigne granulée, avait la tête chargée de tubercules de couleur grise; il avait subi plusieurs traitemens infructueux. Dans moins de sept semaines, votre Méthode, conduite comme il convenait, a guéri ce teigneux; et depuis plus de deux ans que cette cure a été opérée, il jouit d'une excellente santé.

MARÉCHAL, chirurgien.

TEIGNE FURFURACÉE. — Le fils de M. Mai, cafetier à Saint-Dié, âgé de quatorze ans, atteint d'une teigne furfuracée, écailles blanchâtres, vessies épaisses, adhérentes aux cheveux par le suintement d'une humeur visqueuse et fétide, avait subi à différentes époques, des traitemens aussi infructueux les uns que les autres. Dans le court espace de six semaines, ce malade a été radicalement guéri, en suivant, sous ma direction, votre Méthode.

MARÉCHAL, chirurgien.

TEIGNE AMIANTACÉE. — Les deux enfans de M. Aubry, aubergiste à Saint-Dié, garçon et fille, le premier âgé de sept ans, et l'autre de dix, étaient attaqués d'une teigne amiantacée, offrant des croûtes en forme d'écailles argentées, reunissant les cheveux par paquets; ces enfans avaient subi, toujours sans aucun avantage, différens traitemens, l'application de l'emplâtre appelée la calotte, etc. Votre Méthode, Monsieur, sous ma direction, a terminé cette maladie par une guérison radicale, dans l'espace de six semaines; guérison qui ne se dément pas depuis trois ans qu'elle a été opérée.

MARÉCHAL, chirurgien.

Teigne faveuse. — Le fils de M. Didier, rentier à Saint-Dié, âgé de quinze ans, attaqué depuis fort longtemps de la teigne faveuse, a également suivi votre traitement sous ma direction, après en avoir éprouvé beaucoup d'autres, et, dans l'espace de sept semaines, il a été guéri radicalement, et si indubitablement guéri, que depuis près de trois ans que cette cure a été opérée le jeune homme, d'après le rapport qui m'en a été fait, jouit d'une parfaite santé.

Maréchal, chirurgien.

Teigne muqueuse. — Le fils de M. Silice, rentier à Saint-Dié, âgé de douze ans, atteint dès sa tendre enfance d'une teigne muqueuse, présentant des croûtes jaunâtres, produisant une matière qui enduisait les cheveux par couches, s'étendant sur toute la tête, avait subi divers traitemens variés sous différentes formes; il a été délivré de cette affection dans l'espace de six semaines à peu près.

Tous ces teigneux avaient été mis en pension chez la veuve Touvenot, de cette commune, qui leur a donné tous les soins, notamment ceux de propreté qu'exigent ces sortes de maladies, et leur a administré, d'après ma direction et sous mes yeux, les médicamens de votre Méthode. Cette dame et les parens des malades, ainsi qu'une partie des habitans de cette ville, pourraient attester au besoin la sincérité des faits que je viens de rapporter.

Je dirai ici, par forme d'observation, que si ces malades ont été si promptement et si sûrement guéris, c'est parce que leur traitement a été méthodiquement suivi; car il ne suffit pas d'être zélé partisan de votre Méthode pour pouvoir en retirer tous les avantages qu'elle peut produire; combien de gens ne la suivent qu'imparfaitement! alors il ne peut être étonnant qu'ils ne réussissent pas.

Maréchal, chirurgien.

Hépatite et Péritonite. — Jean-Baptiste Mathieu, âgé d'environ quarante ans, de Moyen-Moutier, à une lieue de Senonnes, doué d'un tempérament lymphatico-sanguin, fut attaqué d'une hépatite, compliquée de péritonite aiguë, survenue après un exercice immodéré. Il ressentit tout à coup une douleur sourde et pongitive, dans l'hypocondre droit et à l'épigastre, avec une toux instantanée, des vomissemens bilieux, le tour de la face jaunâtre, même aspect des yeux, une soif ardente, la langue recouverte d'un enduit verdâtre, une fièvre intense, l'urine rouge et en petite quantité, le ventre tendu et douloureux au toucher, la constipation, enfin une sensibilité extrême sur toute la région abdominale, ce qui me fit croire à l'inflammation du foie et des membranes séreuses, et peut-être des intestins.

Qui croira que, contre les préceptes adoptés par le plus grand nombre des médecins, j'ai été assez hardi pour laisser à ce brave homme tout son sang, toute l'action de sa force? Qu'ai-je fait dans cette circonstance grave, car il fallait opérer, et opérer bien; j'ai mis en pratique le traitement réclamé par les maladies aiguës et récentes, tel qu'il est prescrit dans votre Méthode, Monsieur;

et dans l'espace de trois semaines, j'ai remis ce malade sur pied. Cette cure a été opérée sous les yeux du Maire de la commune du malade, homme d'un grand bon sens et d'une grande franchise, qui le rendent bien digne de l'estime publique dont il jouit; et la moitié des habitans de la même Commune pourraient joindre leur attestation à la sienne, s'il en était besoin, pour le même sujet.

MARÉCHAL,
ex-chirurgien-major des armées.

A M. Le Roy, chirurgien-consultant.

Monsieur, le long espace de temps qui s'est écoulé sans que je me sois entretenu avec vous aura dû me réputer mort dans votre souvenir. Je vais vous donner signe de vie, et vous apprendre que, depuis environ sept mois, j'exerce à Nancy, où j'ai déroulé votre Méthode aux yeux des malades qui désiraient en suivre le traitement. Ci-après sont des *échantillons* de mes débuts.

LE MÊME.

OBSTRUCTION. — Mademoiselle Anne-Marie Jean, demeurant lors de son traitement à Nancy, chez M. Deaulamis, petite rue des Carmes, fut attaquée d'obstruction au pylore, au point que cette affection lui faisait rejeter toute espèce d'aliment. Cette maladie était assez caractérisée pour qu'on ne pût douter de son existence: d'abord constipation opiniâtre; ensuite saillie très prononcée à la région de l'estomac, aigreurs continuelles, rapports d'œufs pourris, soif ardente, fièvre continue, maigreur extrême; enfin son état était désespéré lorsque j'entrepris son traitement; et ici il convient de dire qu'il a été des plus orageux. Eh bien, cette affreuse maladie, qui rarement épargne le malade, et qui avait résisté pendant cinq années au traitement de plusieurs médecins, sans nul soulagement, a cédé à l'emploi des purgatifs, vomi-purgatifs et pilules modifiées, méthodiquement administrés pendant l'espace de six mois. La *Médecine curative* a donc parfaitement rétabli cette malade, qui n'espérait plus se revoir en santé; elle peut elle-même en attester l'auteur de cette bienfaisante Méthode, puisqu'elle est maintenant à Paris.

MARÉCHAL, chirurgien.

TUMEURS SCROFULEUSES. — Le fils de M. Bongard, cordonnier à Nancy, ville-vieille, portait depuis plusieurs années la maladie scrofuleuse. Les symptômes étaient: lèvre supérieure gonflée, nez épaté, les parotides très grosses et squirrheuses, plus un *chapelet* de glandes engorgées tout autour du cou. Ce jeune malade avait subi plusieurs traitemens analogues à sa maladie, avec tout aussi peu de succès qu'il arrive malheureusement trop souvent dans bien d'autres traitemens quoiqu'aussi réputés *analogues* que ceux-ci. Ce malade, pendant l'espace de six mois, a fait preuve d'un étonnant courage en prenant le remède Le Roy. Maintenant tout symptôme de maladie est effacé, et le petit malade se porte bien.

MARÉCHAL, chirurgien.

NÉVROSE GÉNÉRALE. — Monsieur Voisier, teinturier à Nancy, rue Saint-Georges, portait depuis cinq ans une maladie à laquelle les médecins qui, pendant tout ce temps, ont traité le malade, n'ont pu donner de nom. Traitemens de toutes espèces, variés de toutes les manières, et le pauvre malade s'acheminait à grands pas vers le tombeau. Un de ses amis, lui conseilla l'usage du remède Le Roy. Pendant trois longues années, il le prit sans en éprouver beaucoup de succès. Il y a six mois que je vis ce malade pour la première fois. Je le trouvai alors dans un état déplorable, et rebûté au point de discontinuer son traitement. Il me parut affecté d'une névrose générale, maladie assez commune, comme le savent les médecins, aux personnes de la profession de teinturier; à cette époque elle était arrivée à un degré redoutable pour la vie. En première ligne des dangers, on ne pouvait passer sous silence le découragement total du malade, qui du reste était sans goût ni appetit pour aucun aliment; il éprouvait instantanément le delire; de plus, des déjections sanguinolentes l'assiégeaient. D'abord je m'occupai du moral, fortement affecté; de relever son courage abattu, ce à quoi je parvins par la confiance que me donna cet intéressant malade, si recommandable d'ailleurs à cause de sa famille; enfin le traitement en fut heureux, et l'étonnement bien grand lorsqu'on le vit marcher dans la rue.

Le malade va bien, c'est-à-dire qu'il mange, boit, et s'occupe de son état comme en santé. A la vérité, il éprouve encore quelques douleurs passagères, que j'estime être plutôt occasionnées par des chagrins domestiques que par des suites de sa maladie, si grave qu'elle fût.

MARÉCHAL, chirurgien.

ULCÈRE. — M. Drouin, fondeur à Nancy rue St-Georges, était affecté d'un ulcère atonique et variqueux, pour lequel il avait été traité par plusieurs médecins, qui prodiguèrent à qui mieux mieux la saignée, les sangsues, les bains, les sirops, une diète sévère, c'est-à-dire le bouillon de poulet dégraissé, des lavemens, le laitage, en vue, disaient-ils, d'entretenir le ventre libre; mais, malgré ces moyens, le malade arriva au plus haut degré de constipation. Je promis de guérir ce malade, et, pour le rassurer, je lui fis, avec toute assurance, la proposition de regarder mes peines et vacations comme non avenues en cas de non succès, et c'est ce qui le décida à suivre mon traitement. Mais ce fut autre chose quand, au lieu d'être guéri dans le délai de trois mois, terme que je lui avais à peu près fixé, il le fut dans le court espace de quatorze jours. Il se maintiendra longtemps encore en santé s'il continue de se conformer à mes avis. Il me charge de faire connaître, dans la rédaction de cette observation de pratique à adresser à M. Le Roy, combien il a d'obligation à sa Méthode.

MARÉCHAL, chirurgien.

AFFECTION DES VOIES DIGESTIVES. — M. Antoine, cordonnier-bottier, à Nancy, rue Saint-Dizier, âgé d'environ quarante-cinq ans, était malade depuis quinze ans au moins. Je crains de dire combien de médecins lui ont donné de conseils, et combien de traitemens différens il a essayés pendant ce long espace de temps.

Quand je le vis, depuis quatre ans

il faisait usage de votre Méthode, mais avec peu d'exactitude et de régularité, comme la suite le prouve. Je lui trouvai un engorgement au foie et vers la rate, le ventre rétracté, obstruction au pylore démontrée par le rejet que le malade faisait des alimens qu'il avait pris, et qui donnait une odeur d'œufs pourris ; du reste, la face cachectique. Je puis citer ce malade comme un modèle de courage presque au-delà de l'imagination : quoique dans un état de faiblesse extrême et dans une position des plus déplorables, il a pris *le remède*, à raison de deux et même trois doses par jour, et pendant vingt-sept jours consécutifs. Il fallait cette activité pour triompher d'une aussi affreuse maladie ; l'événement l'a prouvé.

MARÉCHAL, chirurgien.

FAUSSE ANKYLOSE ET PLAIES FISTULEUSES. — Madame Bouvard, rue Saint-Julien, à Nancy, portait depuis trois ans et demi une fausse ankilose à l'articulation du pied, et cinq plaies fistuleuses pénétrantes dans cette articulation, de sorte que l'une des plaies traversait le tendon d'Achille près de son insertion sur le calcanéum, ce qui jetait fortement le pied dans une flexion forcée. La malade ne pouvant que légèrement poser le pied sur le sol, et nullement s'appuyer dessus, était contrainte de rester au lit ou sur une chaise. Pendant six mois j'ai dirigé le traitement de votre Méthode, lui adjoignant quelques moyens pour hâter la mobilité des jointures, et j'ai eu la satisfaction, et la malade plus particulièrement encore l'a éprouvée, de voir cicatriser toutes les fistules, dont les sources ont été taries par la purgation, tellement que la malade marche assez bien pour pouvoir se promener en ville.

Le lecteur présume bien que cette malade n'était pas restée depuis le commencement de son affection jusqu'à l'époque où je l'ai entreprise sans se faire traiter. Elle avait subi les traitemens de plusieurs médecins, sans aucun résultat satisfaisant.

MARÉCHAL, chirurgien.

MARASME, ETC. — Le fils de la veuve Humbert, demeurant à Rothan, arrondissement de Saint-Dié (Vosges), âgé de onze à douze ans, retenu au lit depuis plus de six mois, était dans un état de marasme complet, représentant plutôt un squelette qu'un être animé, ayant la face livide et cuivreuse, la respiration accélérée et fétide, la peau sèche, une fièvre lente et continue, avec redoublement le soir, l'appétit nul, le ventre affaissé et malgré cela dur dans toute son étendue, les deux jambes retractées au point que les talons touchaient aux fesses. Ce pauvre petit malade, dans une position aussi malheureuse qu'on le voit, était encore forcé d'habiter une chambre qui n'était ni parquetée ni boisée, et des fenêtres et une porte à tous vents en faisaient tout l'ameublement. Je redoutais toutes ces incommodités, surtout dans une saison froide, car le traitement eut lieu dans le courant de l'hiver dernier, et j'avais remarqué que le froid influe d'une manière redoutable sur les malades qui suivent le traitement de la *Médecine curative*, et qu'on ne peut, pour éviter toute transition dans les saisons froides, prendre trop de précautions à l'effet que le malade soit tenu assez chaudement.

Ce petit malade, malgré son périlleux état et sa grande détresse, avait conservé un grand désir de marcher et de se rétablir promptement, et c'est ce mobile qui l'a fait se résigner à prendre sans murmurer les doses purgatives en nombre suffisant pour arriver au résultat auquel il aspirait. Ce fut avec un bien grand plaisir que je le vis marcher vers le deuxième mois de traitement. Maintenant il travaille dans une manufacture de coton, et il remercie les personnes charitables qui ont pourvu à ses besoins.

MARÉCHAL, ex-chirurgien-major de la garde impériale.

M. le docteur Guibert de l'Isle Maurice, a présenté le 23 août 1839 une thèse devant la Faculté de Médecine de Paris intitulée : ESSAI SUR LES ÉMISSIONS SANGUINES ET LES ÉVACUANS. Nous en extrayons les passages suivans :

En 1823, on introduisit dans la colonie le remède et l'ouvrage de Le Roy. Le remède, composé de purgatifs drastiques, convient, comme ces médicamens, dans certaines indications thérapeutiques. L'ouvrage intitulé *Médecine curative* contient une doctrine qui repose sur un principe exclusif (l'altération des humeurs), et qui est, par conséquent, défectueuse.

Quoi qu'il en soit, Le Roy eut, dans l'île, beaucoup de partisans. A cette époque, il y avait dans le pays des médecins très instruits, mais qui, la plupart, partageaient sur la cause prochaine des maladies et sur leur traitement, les idées exclusives qui régnaient presque généralement alors parmi les médecins français.

Il survint un conflit vraiment remarquable entre quelques médecins et ceux des habitans qui adoptèrent la doctrine Le Roy. Les uns voulaient presque toujours saigner, les autres presque toujours purger.

Plusieurs propriétaires se plaignirent de perdre, depuis l'introduction des émissions sanguines, plus de noirs qu'ils n'en perdaient lorsqu'on les traitait par les évacuans.

Ce fut au point que plusieurs habitans crurent devoir soigner eux-mêmes leurs noirs et même leur famille, et n'eurent plus recours aux médecins que pour les cas de chirurgie. Ce fut un mal, bien certainement, je le reconnais aujourd'hui. Mais à qui la faute? A ceux des praticiens qui étaient trop exclusifs dans leur traitement; car ils ne l'étaient pas tous. Quelques-uns, doués d'un trop bon esprit pour se laisser influencer par les théories nouvelles, continuèrent à saigner et à purger à propos, c'est-à-dire à faire une médecine rationnelle. Je pourrais citer les docteurs Gourdel et Ulcoq, et bien d'autres dont les conseils me seront précieux lorsque j'exercerai dans ma nouvelle patrie. A l'époque en question, je ne savais pas plus apprécier les médecins éclectiques que les médecins exclusifs, et je me rangeai au nombre des habitans qui renoncèrent à consulter les hommes de l'art, parce que je croyais que les saignées étaient toujours dangereuses, et que les évacuans étaient, au contraire, toujours utiles. Voici ce qui donna lieu chez moi à ces idées exclusives.

Témoin, sur plusieurs habitations, de nombreuses guérisons obtenues à la suite du traitement évacuant administré par des propriétaires, contre l'opinion de leurs médecins, j'en fus frappé!

Comment! me disais-je, d'un côté je vois des médecins qui ont été en Europe puiser à la source de la science, prétendre qu'il y a inflammation dans tels et tels cas, et proscrire les vomitifs et les purgatifs comme des moyens très dangereux; de l'autre côté, je vois de bons habitans, sans aucune connaissance de la médecine, se rire des craintes et des sinistres prédictions de leurs docteurs, purger hardiment *dans ces mêmes cas*, et guérir! Il y a donc là-dessous quelque chose d'extraordinaire! Dès cette époque, j'éprouvai le désir d'étudier la médecine.

J'avais des rapports très intimes avec un riche et respectable habitant du quartier de Flacq, feu M. Maréchal; ce digne homme, dont j'honore la mémoire, était un ancien médecin. Il possédait quelques planches d'anatomie et des livres de médecine qu'il laissa à ma disposition. Je me mis à lire, à étudier tant bien que mal. Je ne trouvai pas les théories médicales aussi claires que mes leçons de géométrie, comme on le croit sans peine; je renonçai à l'étude des livres de la bibliothèque de M. Maréchal pour étudier la médecine curative de Le Roy. Je ne comprenais guère mieux les raisonnemens de ce médecin, c'est bien vrai; mais ce que je comprenais fort bien, et qui, dans mon ignorance de la médecine, contribuait à me faire croire qu'il avait toujours raison, c'était, comme je l'ai déjà dit, de nombreuses guérisons obtenues par les évacuans, dans des cas où *des* médecins les proscrivaient formellement.

Ce furent donc ces faits qui me déterminèrent à me jeter dans la médecine empirique. J'abandonnai des gens qui avaient le tort d'être exclusifs, pour me rapprocher d'autres qui l'étaient également, il est vrai, mais dans un sens opposé et beaucoup moins dangereux, surtout dans les pays chauds où les maladies saburrales sont excessivement fréquentes et réclament le traitement évacuant Depuis l'année 1824, jusqu'au commencement de 1833, époque de mon départ de la colonie, je peux assurer que j'ai administré des milliers de médicamens, tant vomitifs que purgatifs, et que, dans une foule de cas, je n'ai eu qu'à m'en louer. Je suis fondé à conclure que, quoique j'en aie donné très souvent mal à propos, il n'en est pas moins démontré, pour moi, que ces moyens thérapeutiques ne sont pas dangereux, comme on le croyait, et qu'employés convenablement, ils peuvent rendre de très grands services, surtout dans certaines maladies chroniques, comme je l'exposerai dans ma thèse.

Des circonstances malheureuses m'ayant forcé à reprendre un état, il était tout naturel que je vinsse étudier la médecine, puisque j'avais déjà un pied dans l'art médical; que ma pratique, quelque ridicule qu'elle puisse paraître à certaines personnes, devait me faciliter singulièrement l'étude de cette partie, en me fournissant de nombreux termes de comparaison, et par conséquent, en me rendant plus apte à juger, à apprécier les faits dont je devais être lecteur, auditeur ou témoin.

Il est bien certain que j'ai traité beaucoup de maladies dont je ne pourrais dire le nom; mais il en est bien d'autres dont les symptômes bien tranchés m'ont tellement frappé, que je les ai parfaitement bien reconnues à Paris, telles que des maladies saburrales, bilieuses, typhoïdes, nerveuses, vermineuses, scrofuleuses, etc., etc., et s'il m'est permis, dans mon travail, de parler de mes propres observations, j'en citerai peut-être quelques-unes qui ne seront pas sans intérêt.

Je me félicite d'être venu étudier à la savante École de médecine de Paris. L'anatomie et la physiologie m'ont parfaitement bien fait comprendre ce que je regardais comme merveilleux, c'est-à-dire, la guérison, par les purgatifs réitérés, de maladies qui avaient résisté à tous les autres moyens de traitement. J'ai appris à ne plus croire, d'une manière exclusive, à l'altération des fluides; mais une preuve que je n'avais pas toujours tort, pas plus que mon premier maître Le Roy, à qui je dois l'honneur d'entrer dans la classe respectable des médecins, c'est que l'altération des fluides qui, pendant un temps, était rejetée par la plupart des médecins français, se trouve aujoud'hui admise par l'École de Paris. . . . .

Hippocrate professait que les maladies provenaient de l'altération des humeurs, et que la guérison dépendait ou de leur coction, ou de leur évacuation. Cette doctrine du père de la médecine a eu, dans tous les siècles, pour sectateurs, des médecins du plus grand mérite, et dès lors les évacuans, et surtout les vomitifs et les purgatifs, ont été considérés comme des moyens très rationnels de combattre les maladies.

. . . .

D'après les faits cités plus haut, et d'après une foule d'autres qu'il m'est impossible d'énumérer dans mon travail, je crois qu'on ne peut se dispenser d'admettre, dans certains cas, l'altération du sang, de la bile, de la lymphe, des sueurs, en un mot, par analogie, de tous les produits de secrétion; que cette altération des humeurs peut être primitive ou consécutive à l'altération des solides, ou à une lésion de l'innervation; que nous devons reconnaître, avec les anciens et beaucoup de modernes et de contemporains, l'existence des maladies bilieuses, muqueuses, putrides, etc., etc.

Bichat s'exprime ainsi (1) : « On a exagéré, sans doute, la médecine humorale; mais elle a des fondemens réels, et dans une foule de cas, on ne peut disconvenir que tout doit se rapporter au vice des humeurs. »

Or, comme l'experience des siècles, parfaitement d'accord avec la saine physiologie, a fait connaître les bons effets des évacuans dans le traitement de ces maladies, et que j'ai eu moi-même l'avantage d'en faire l'épreuve, pendant neuf ans dans les colonies, je me déclare sans honte, un chaud partisan des vomitifs et des purgatifs Je ne crains pas de dire que ces agens thérapeutiques, quoique non repoussés aujourd'hui comme ils l'ont été pen-

(1) *Anat. gén.*, *Syst. vascul.*, p. 123.

dant longtemps par la majorité des médecins de l'École de Paris, ne sont pas encore assez appréciés, et qu'on n'enseigne pas, jusqu'à présent, tout l'avantage qu'on peut en retirer dans les véritables indications.

Dyssenterie. — La police de Maurice avait fait embarquer, sur le navire anglais sur lequel je pris passage, un matelot français qui, ayant déserté son bâtiment, avait été arrêté par les autorités, et tenu en prison jusqu'au moment de notre départ. J'ignorais cette circonstance, lorsque, une vingtaine de jours après avoir mis en mer, le capitaine me l'apprit, en ajoutant : « Votre compatriote n'arrivera pas au cap de Bonne-Espérance, car il est très malade. » Je descendis dans le logement des matelots, et j'y trouvai un Français, qui fut aussi content de me voir que je fus peiné de le trouver dans cet état : il avait pris, me dit-il, la dyssenterie par le mauvais air et la mauvaise nourriture de la prison dans laquelle il avait été enfermé pendant un mois à terre. Il allait à la garderobe plusieurs fois dans les vingt-quatre heures ; les matières qu'il rendait étaient muqueuses, purulentes et sanguines ; il était très faible ; il ne mangeait plus depuis plusieurs jours. Le second du navire lui administrait quelques médicamens. Il n'y avait pas de médecin à bord ; je proposai au capitaine de le soigner, en lui disant que j'avais souvent traité, à Maurice, des noirs atteints de cette maladie. Le capitaine me répondit : « Faites : si vous l'achevez, c'est votre compatriote, à vous la responsabilité. » Le malheureux malade s'y refusa d'abord, disant que c'était inutile, qu'il était perdu, qu'il ne reverrait jamais la France, et que son corps serait dévoré par les requins ! Je fis tant auprès de lui, qu'il finit par consentir à prendre mes remèdes. Je le traitai comme j'avais traité, dans les colonies, des noirs affectés de dyssenterie, c'est-à-dire, par les vomitifs et par les purgatifs drastiques, de bons bouillons et de bon vin. Pendant trois semaines, je lui administrai quatre vomitifs et huit purgatifs ; le vingt-deuxième jour, il se promenait sur le pont avec les matelots anglais ; peu à peu il reprit la santé, et il a revu la France !

Plusieurs personnes qui étaient à bord, et dont quelques-unes qui avaient des intérêts dans la colonie, y sont probablement de retour, pourraient garantir la réalité de ce fait à ceux de mes amis qui me feront l'honneur de lire ma thèse, à Maurice.

Fièvre typhoïde. — Au mois de mois de mars 1825, à l'île Maurice, une jeune demoiselle de mes parentes eut une affection typhoïde bien prononcée. Le souvenir des symptômes qu'elle présentait ne s'effacera jamais de ma mémoire : stupeur, congestion faciale, décubitus sur le dos, prostration extrême ; les lèvres, les dents, la langue beaucoup plus noires qu'on ne les observe en général à Paris, dans cette maladie, un peu de douleur dans l'abdomen, peau très chaude, et sèche, pouls donnant de quatre-vingt-seize à cent pulsations comptées avec une montre à secondes ; quant aux petéchies, je ne savais pas les observer à cette époque. Je lui administrai, pendant dix-neuf jours, des vomitifs et des purgatifs drastiques. Un jour un vomitif, et les deux jours suivans des purgatifs, et cela sans interruption pendant les dix-neuf jours. La malade recevait un lavement tous les jours ; elle prenait deux tasses de bouillon, et elle buvait de l'eau et du vin, et de l'eau sucrée. Elle se rétablit très bien, et acquit, peu de temps après, une santé des plus florissantes.

Pendant le cours de la maladie de cette demoiselle, sa sœur tomba malade ; mêmes symptômes, même traitement pendant douze jours de suite : guérison.

A peu près en même temps, le petit frère éprouve les mêmes symptômes ; les phènomènes cérébraux sont plus prononcés, il y a du délire ; même traitement pendant huit jours de suite : guérison parfaite.

Mon ami, le docteur Coignet, fut témoin de ces faits ; nous en avons parlé souvent à Paris, et nous étions d'accord sur la réalité des smptômes d'affection typhoïde grave dont mes malades avaient été atteints.

Bons effets des purgatifs réitérés dans les maladies chroniques. — Pour guérir les maladies chroniques, il faut renouveler la masse des humeurs. Jusqu'à présent, je n'ai guère parlé de l'utilité des purgatifs réiterés que dans les maladies aiguës ; il est temps que je dise que ces agens thérapeutiques peuvent rendre des services signalés dans les maladies chroniques qui dépendent, en général, d'un état cachectique. On peut, dans ces cas, les manier, les administrer avec d'autant plus d'assurance et de persévérance, que le tube digestif est ordinairement sain ; que les malades peuvent prendre des alimens et des boissons qui leur permettent de réparer promptement les pertes occasionnées par cette médication qui, secondée par un régime et par d'autres conditions hygiéniques convenables, donne au médecin l'importante faculté de renouveler la masse des fluides, et de remplacer un état morbide par une santé parfaite.

Le grand Sydenham, dont l'autorité grandira encore avec les progrès de la saine thérapeutique, a fort bien dit aux médecins : « Comme la cause de la plupart des maladies chroniques a passé en habitude, qu'elle est devenue, pour ainsi dire, une seconde nature, il n'y aurait pas de bon sens à croire qu'un changement léger et momentané produit dans l'état du sang ou des humeurs, par les remèdes ou le régime, pût suffire pour la guérison. Il faut pour cet effet, renouveler la masse des humeurs, et en quelque façon, toute la machine. »

Je pense donc comme de respectables maîtres, quand je dis que, pour guérir des maladies chroniques, des états cachectiques, il faut renouveler la masse des humeurs. Dans l'intention d'arriver à ce but si désirable, on nous dit bien : « Faites respirer à votre malade un air pur, prescrivez-lui un régime tonique, en un mot, soumettez-le à un traitement hygiénique. » C'est fort bien, le traitement hygiénique est très important, indispensable, suffisant même pour quelques individus ; mais, en général, il ne doit pas faire renoncer au traitement pharmaceutique.

Si l'expérience médicale a prouvé

que l'emploi de certains agens apporte des modifications favorables dans le cours des maladies chroniques, il est du devoir du médecin d'y recourir, et de faire coïncider leurs effets avec ceux du traitement hygiénique. La conviction que cette heureuse alliance ferait éviter bien des dégénérescences des tissus organiques, bien des abcès froids, bien des tumeurs blanches, qu'elle soustrairait plus d'un malade à un traitement sans fin et si souvent inutile, puisqu'il n'aboutit fréquemment qu'à des amputations de membres et à la mort ; je pense, enfin, qu'elle nous permettrait alors de nous écrier, avec M. le professeur Lisfranc : « Si la chirurgie est belle quand elle guérit en opérant, elle est bien plus brillante quand elle fait disparaître la maladie, sans provoquer la douleur et sans répandre le sang! »

Une observation que j'ai souvent faite sur moi et sur d'autres malades, pendant ma pratique empirique, observation que je ne faisais alors, je peux le dire, que par un pur motif d'amusement, de curiosité, sans me douter qu'elle pourrait un jour me servir à répondre à une objection en apparence fondée, c'est que le malade qui, par suite d'un purgatif drastique, évacue, pendant la matinée, une quantité de sérosité (qui peut aller jusqu'à deux et trois livres), et qui n'a pas bu pendant l'action du purgatif, éprouve, dans l'après-midi, une altération qui l'engage à prendre à peu près autant de liquide qu'il en a évacué ;

Je me crois en droit de conclure que le sang n'a pas reçu une atteinte fâcheuse de ces évacuations, et que les pertes provoquées par les purgatifs ont été réparées, lorsque je vois des malades qui ont été soumis à ce traitement pendant des semaines et des mois consécutifs, ne présenter aucun symptôme de gêne dans la circulation, jouir de l'accomplissement de toutes leurs fonctions, comme dans l'état normal, en un mot, avoir recouvré une santé parfaite.

Après des faits comme ceux-là, est-ce choquer le bons sens, est-ce se mettre en contradiction avec les lois de la physiologie, d'admettre que des fluides plus ou moins altérés (comme vous le reconnaissez), évacués par l'action des purgatifs, sont remplacés, en conséquence de l'acte de la nutrition, par de nouveaux fluides moins mauvais, et qu'il arrive un moment où l'altération des humeurs, si elle existe encore, est tellement atténuée, qu'elle ne s'oppose plus à l'exercice régulier des fonctions, et par suite au retour de la santé?

Par tous ces motifs, le traitement par les purgatifs, secondé par les autres évacuans, les diurétiques et les sudorifiques, me paraît indispensable pour guérir certaines maladies chroniques dont la nature, abandonnée à elle-même ou aidée du seul traitement hygiénique, est incapable de se débarrasser, dans un grand nombre de cas.

Syphilis constitutionnelle. — Je dirai encore ici que j'ai vu guérir par les purgatifs, dans les colonies, où la chaleur est sans doute un puissant adjuvant du traitement des individus tourmentés par des syphilis confirmées; entre autres une négresse malaise qui présentait des tubercules et des ulcères syphilitiques qu'un médecin n'avait pas pu faire disparaître par un traitement mercuriel actif, auquel il l'avait assujétie chez lui; il la remit, très affaiblie et fort maigre, à son maître, en lui disant qu'elle était incurable. Le propriétaire lui administra, pendant quarante jours de suite, le remède de Le Roy; il lui fit prendre un vomitif sur trois purgatifs; la malade guérit parfaitement, et comme elle mangeait et buvait copieusement dans l'après-midi, elle engraissa considérablement, même pendant le cours du traitement. Je cite cette observation pour prouver l'efficacité des purgatifs, et non pour en conclure qu'on doive traiter la syphilis confirmée par ces agens thérapeutiques.

Je pourrais citer, pour prouver l'utilité des purgatifs réitérés, bien d'autres cas de guérison de maladies chroniques que j'ai eu l'immense avantage d'observer à l'île de France; je me contenterai d'en rapporter deux.

Maladie nerveuse chronique guérie par les purgatifs. — Une jeune dame était, depuis trois ans, sous l'influence d'une maladie que les médecins appelaient *nerveuse*. Toutes les fonctions de l'économie se faisaient mal; la malade était faible et triste; elle avait peu de sommeil, et son système nerveux était très susceptible. Tout ce désordre existait depuis une époque déjà éloignée, où elle avait éprouvé des peines d'esprit. Pendant longtemps les médecins la traitèrent inutilement d'après toutes les règles de l'art; elle se décida à suivre un traitement évacuant, composé de trois vomitifs et de neuf purgatifs drastiques. Le traitement dura un mois; le sommeil, l'appétit, les forces, la gaîté, tout reparut, et la santé redevint aussi forte qu'elle l'avait été avant que cette jeune dame eût ressenti les atteintes d'une douleur morale.

Ulcère chronique guéri par les purgatifs. — Voici la seconde observation : Un médecin avait à la jambe, depuis plusieurs années, un ulcère qu'il ne put guérir par aucun des moyens qui lui furent suggérés par lui-même ou par ses confrères. Ses amis le décidèrent, après bien des tentatives inutiles, à se soumettre au traitement évacuant de Le Roy; il prit deux ou trois purgatifs par semaine, et au bout de deux mois il fut radicalement guéri.

. . . .

Je vais terminer ce chapitre par d'autres faits observés en France par des praticiens recommandables; il sont bien dignes de fixer l'attention des médecins philanthropes. On peut lire dans Bayle (1) : « Quelques malades, affectés des symptômes du premier degré de la phthisie, ont la langue blanche, l'appétit irrégulier, du malaise à l'épigastre, ou un dérangement quelconque de la digestion. Les vomitifs et les purgatifs, *plus ou moins réitérés*, les amers, etc., remédient à cette complication, et *font même quelquefois cesser les symptômes de la phthisie.* »

Phthisie guérie par le remède de Le Roy. — Quoi qu'il en soit, je mentionnerai un cas de phthisie

(1) Phthisie, *Encyclopédie des sciences médicales*.

guérie par les purgatifs réitérés, cas qu'on ne pourra récuser, cas observé et cité par un savant, membre de l'Académie de médecine, dont le nom fait autorité dans la science, qui n'a pu se tromper dans le diagnostic de la phthisie, cas rapporté enfin par M. le docteur L.-Ch. Roche (1). Cet honorable médecin, après avoir déclaré qu'il regarde la phthisie comme consistant dans l'altération du sang et de la nutrition, provenant très souvent de l'influence du mauvais air, d'une alimentation malsaine; reconnaissant aussi pour causes de son développement l'ennui et le manque d'exercice, etc.; après avoir fait observer que les vaches qui sont constamment attachées dans les étables, et que les animaux retenus dans les ménageries, comme les singes, les tigres, etc., meurent, la plupart, de cette maladie de poitrine, comme l'autopsie le démontre, il dit, au sujet du traitement : « C'est une opinion généralement accréditée dans le monde, que la phthisie est incurable; beaucoup de médecins la partagent peut-être Cette croyance jette le désespoir dans l'ame des malades, elle décourage le médecin; le traitement de la maladie en ressent une fâcheuse influence; tout ce que l'on prescrit alors est sans aucun espoir, pour l'acquit seul de sa conscience. . . . . La phthisie cependant guérit quelquefois. Laennec a démontré que les excavations tuberculeuses peuvent se cicatriser. (C'est croyable; mais cependant il ne faudrait pas confondre des cicatrisations d'excavations tuberculeuses avec des cicatrisations d'excavations par des vomiques). . . . . J'ai vu, dans les premiers temps de ma pratique médicale, *guérir par la drogue de Le Roy et un régime épouvantablement stimulant, un phthisique auquel j'avais donné des soins inutiles pendant plusieurs mois, et que je regardais comme voué à une mort inévitable*. Quelques années après, j'ai vu un autre malade dans la même situation recouvrer la santé en renonçant au régime lacté et féculent, par les conseils d'une guérisseuse, et se soumettant à un traitement dont le jus de citron faisait la base principale. De tels faits, et ils ne sont peut-être pas rares, me paraissent éminemment propres à rassurer les médecins sur les *dangers imaginaires de l'emploi des médicamens toniques et dépuratifs* dans la phthisie; et que l'on ne me dise pas que ces faits sont exceptionnels, car la phthisie guérit si rarement par le traitement adoucissant généralement employé de nos jours, que l'on pourrait à juste titre rétorquer l'argument, et dire que c'est par exception que ce dernier traitement réussit quelquefois. »

Il me semble qu'après cet aveu de M. le docteur Roche, sur la cure de la phthisie par la *drogue de Le Roy*, les cas que j'ai rapportés de guérison de maladies, par ce même remède, devront paraître moins invraisemblables à quelques médecins qui, s'ils sont justes, avoueront que celui qui nous donne un remède propre à guerir une maladie que les plus grands médecins ne peuvent

(1) *Dictionnaire de médecine et de chirurgie pratique*, art. *Phthisie*, t. 13, p. 41 à 53.

guérir, d'après leur propre aveu, que celui-là, dis-je, mérite un peu plus de considération qu'on n'a voulu lui en accorder. Le Roy a pris sa doctrine et son remède chez les anciens et les modernes; il a eu le tort, comme beaucoup de ses maîtres, de trop généraliser. « C'est un défaut, dit Bichat, commun à presque tous les auteurs, d'avoir trop généralisé les faits observés dans certaines circonstances; une foule de fausses conséquences sont résultées de là (1). » Mais il n'en est pas moins vrai que Le Roy a dit, dans sa *Médecine curative*, de très bonnes choses, et qu'il a produit, par son remède, de très brillantes cures.

Pour moi qui me sens fait pour fouler aux pieds les ignobles préjugés, et pour rendre hommage à la justice et à la vérité, advienne que pourra, je dirai que ce praticien a des droits à ma reconnaissance, pour m'avoir initié à la pratique médicale, et m'avoir suggéré le desir de venir étudier les principes de la sublime science à la célèbre école de Paris.

Je pourrais, à son sujet, dire encore bien des choses; mais, pour en finir, je me contenterai de rapporter une opinion de l'illustre Sydenham, que j'ai lue dans la *Pathologie générale* de M. le professeur Chomel

« J'ai dirigé tous mes efforts pour éclairer le traitement des maladies, bien persuadé que celui qui donnerait le moyen de guérir *la plus légère affection* mériterait bien mieux de ses semblables que celui qui se ferait remarquer par l'éclat de ses raisonnemens, et par ces pompeuses subtilités qui ne servent pas plus en médecine, dans la cure des maladies, que la musique à un architecte dans la construction d'un édifice (1). »

En résumé, il reste prouvé que, malgré la répugnance de certains médecins et de certaines personnes du monde pour les évacuans; malgré le ridicule qu'on a souvent déversé sur les partisans de la médication purgative, il reste prouvé, dis-je, que les purgatifs réitérés guérissent, dans certaines circonstances, des maladies chroniques qui résistent à tout autre moyen de traitement; mais, pour obtenir des guérisons, il ne faut pas craindre, à moins de contre-indications, de provoquer de fréquentes évacuations.

Pour avoir plus de confiance dans les évacuans, méditez cet aphorisme d'Hippocrate:

« Ne jugez point des évacuations par leur quantité; sont-elles comme elles doivent être, et le malade en est-il soulagé? Alors, dussent-elles mener jusqu'à la défaillance, il faut les laisser aller, pourvu que les forces du malade y suffisent (2). »

Voici une observation qui justifie pleinement les préceptes du docteur Gendrin pour le traitement de l'apoplexie. L'authenticité du fait qui s'est passé à l'île de France, en 1823, peut être garantie par un grand nombre de personnes qui sont encore dans la colonie, et par deux des petits-fils de la malade, qui habitent

(1) Bichat, *Anatomie générale*

(1) Sydenham, *Opera omnia*.

(2) Hippocrate, aph 23, *Encycl. des sciences méd*, p. 378.

actuellement Paris, MM. A. et E. de L...-St. Y. logés, l'un, rue Louis-le-Grand, n° 19, et l'autre, rue Saint-Florentin n° 15. Ces deux Messieurs sont connus de MM, les docteurs Lisfranc, Gendrin, C. Broussais et Fauconneau-Dufresne.

Madame B..... âgée de soixante-cinq ans, d'une forte constitution, est frappée d'apoplexie; elle est traitée par des médecins expérimentes on lui fait de larges saignées; elle ne reprend pas connaissance, et ses forces décroissent sensiblement; après des soins nombreux et empressés qui ne procurent aucune amélioration, les médecins la regardent comme perdue; enfin on la croit morte, et l'on se dispose a lui passer le drap sur la tête, lorsque son mari, en désespoir de cause, et d'après les conseils d'un parent de la famille (M. Amic, oncle de M. Thiers, aujourd'hui ministre,) lui fait avaler, avec de grands efforts, quelques cuillerées du vomi-purgatif de LeRoy Une heure après l'ingestion de ce remède dans l'estomac, la malade donne des signes de vie, les forces se raniment, des matières abondantes, muqueuses, visqueuses et bilieuses sont rejetées par le vomissement; les intestins font entendre un bruit de gargouillement qui est bientôt suivi de copieuses évacuations alvines; la respiration et la circulation redeviennent sensibles: la douleur, le désespoir de la nombreuse famille se trouvent subitement remplacés par la joie, par l'espérance de conserver encore pendant de longues années cette respectable malade!

Cependant les fonctions propres du cerveau ne se rétablissent pas; mais la digestion se fait bien; on lui fait prendre de la tisane et du bouillon; on lui administre, avec l'approbation des médecins, quelques doses du purgatif drastique de Le Roy, qui produit les plus heureux effets; enfin au bout d'un certain nombre de jours, la malade reprend tout à fait connaissance, et ne comprend rien aux démonstrations de joie des personnes qui l'entourent; elle finit par se rétablir si bien, qu'elle a encore vécu dix ans, exemple de paralysie. Présenta-t-elle des symptômes de paralysie pendant sa maladie? Je l'ignore. Ce qui est connu, c'est *qu'elle n'a plus eu d'attaque d'apoplexie*, grâce peut-être aux purgatifs qu'elle prenait de temps en temps. Elle a succombé à l'âge de soixante-quinze ans, dans un état d'anasarque. Il est probable qu'elle eût parcouru une carrière beaucoup plus longue, sans de violens chagrins qu'elle éprouva les dernières années de sa vie.

Dans la préface de la 2me *édition, M. le docteur* GUIBERT *s'exprime ainsi :*

Quelques personnes m'ont blâmé d'avoir, dans ma Thèse, parlé avec éloges du Docteur Le Roy; parce que, a-t-on dit, sa doctrine et son remède ont été, dans le temps, condamnés par la Faculté et par l'Académie de Médecine.

Moi qui ne juge pas ici sans connaissance de cause, comme l'ont fait plus d'un Médecin, il faut bien l'avouer, et qui me suis fait un devoir de dire la vérité, et de ne caresser les erreurs de personne, pas même celles des corps savans dont les jugemens sont bien loin d'être toujours l'expression de la justice, je me permettrai de faire observer à ces personnes qu'elles se sont montrées plus susceptibles que les Membres du Jury Médical de la Faculté, qui ne m'ont nullement reproché *d'avoir parlé avec éloges de Le Roy et de son remède.* Ces Messieurs qui, comme on sait, n'accueillent pas en général trop bien les candidats qui ne les flattent pas, n'auraient pas manqué de refuser ma Thèse, s'ils n'avaient senti que j'étais pleinement dans mon droit.

Je me permettrai de leur faire observer encore qu'il n'est pas étonnant que dans un temps, heureusement passé, où l'on croyait généralement que le moindre purgatif était capable de produire sur l'économie des effets funestes, il n'est pas étonnant, dis-je, qu'on ait regardé comme dangereux le remède de Le Roy, composé de jalap, de turbith végétal et de scammonée, et que, par une métaphore forcée, on l'ait même qualifié de *poison*; mais ce qui est étonnant, c'est qu'aujourd'hui que les idées ont été modifiées par les progrès de la science, il se trouve encore des médecins qui conservent leurs préventions.

D'autres personnes ont dit que ce remède pouvait bien convenir dans les pays chauds, mais qu'il ne convenait nullement en Europe.

Avancer que ce remède ne peut convenir que dans les pays chauds, c'est dire que les purgatifs drastiques ne doivent jamais être employés en Europe. Pour répondre à cette assertion, je m'en réfère à ce j'ai dit dans ma thèse, où se trouvent des réponses péremptoires aux objections qu'on peut faire à ce sujet. Je dirai seulement que Sydenham qui certes n'exerçait pas la médecine dans les pays chauds, faisait un fréquent usage d'un remède dont la composition est à peu près identique à celle du remède de Le Roy.

Comme beaucoup de médicamens, ce remède peut être dangereux entre les mains de personnes étrangères à la médecine; mais, administré *à propos* par un médecin qui en connaîtra la composition, ainsi que la différence d'activité que présentent les quatre degrés dans lesquels il est distingué, il procurera, dans certains cas, des résultats très avantageux. C'est ce que l'observation a depuis longtemps prouvé et que j'ai moi-même vérifié, tant en Europe que dans les pays chauds.

C'est, au reste, ce que savent très bien en France, et surtout à Paris, plus d'un médecin pour qui les effets de ce remède ont été un objet d'étonnement et de méditation, et une cause de progrès! Pourquoi n'ont-ils pas été aussi pour eux une occasion de réparation du tort qu'on avait eu envers Le Roy? envers ce respectable vieillard qui est près de descendre dans la tombe, pardonnant à ses ennemis et emportant les regrets et les bénédictions des pauvres de son canton, à qui il n'a cessé de donner gratuitement des conseils et des medicamens, pendant plus de trente ans; envers cet homme digne de l'estime et du respect des médecins consciencieux, *pour avoir soutenu et propagé en France et à l'étranger la méthode des évacuans,* à une époque où vous, Messieurs de la Faculté et de l'Académie de Médecine, qui imposez au monde et aux jeunes médecins par votre autorité, vous aviez, *presque tous,* abandonné ce mode de traitement, recommandé cependant, depuis deux mille ans, par tous les grands maîtres de l'art !...

Ne doit-je pas, dès lors, me féliciter, dans l'intérêt de mes malades, d'être venu un peu tard à votre école? car dans ma première jeunesse, vous m'auriez très probablement entraîné dans la fausse route que vous avez longtemps parcourue. Vous avez beau dire que vous avez marché avec la science : la science, en Europe, a marché sans la plupart d'entre vous, et malgré la plupart d'entre vous ; ici, vous vous étiez presque tous égarés, et vous condamniez, sans pitié, tous ceux qui ne voulaient pas vous suivre

Vous le reconnaissez vous-mêmes tous les jours ; vous réparez aujourd'hui, dans vos nouvelles éditions, le tort que vous avez fait à la science dans les livres que vous avez publiés autrefois : plût à Dieu que vous pussiez réparer aussi facilement le tort que vous avez fait à l'humanité !... Vous ne le pouvez pas !... eh bien ! rentrez en vous-mêmes, et que de pénibles pensées vous rendent à l'avenir plus réservés dans vos écrits, et plus justes dans vos jugemens !..

Les personnes qui me feront l'honneur de parcourir mon ouvrage, ne se donneraient-elles même la peine que de lire l'avant-propos et la conclusion, reconnaîtront bien que je suis loin d'avoir consacré mon temps à la défense d'un remède ou d'une doctrine, mais que je suis disposé, comme doit être tout médecin, à prendre le bon partout où je croirai le trouver.

Dr Guibert (*Emissions sanguines et évacuans*, Paris, 1840).

Cri de la raison en faveur de la médecine curative de Le Roy (Bologne). — Sous ce titre, un praticien très répandu de Bologne répond aux objections faites à la Médecine de Le Roy, et prouve que cette Méthode, basée sur la raison, est sanctionnée par les heureux résultats des praticiens qui l'emploient comme l'auteur l'indique en son ouvrage. Ce livre fait connaître aussi les résultats heureux obtenus par le docteur Bucellati, à Milan. En voici quelques passages :

L'auteur de la Médecine curative avec toutes les écoles médicales de son temps admit comme cause de toutes les maladies une *humeur peccante*. Tous les pères de la médecine admirent également des humeurs morbifiques, et voulant expliquer comment les remèdes efficacement appliqués pouvaient opérer la guérison ils leur attribuèrent des vertus analogues aux besoins par eux imaginés. Le Roy a trouvé au contraire qu'avec les seuls purgatifs et émétiques il obtenait la guérison de beaucoup de maladies, sans avoir besoin de recourir à d'autres remèdes : voulant expliquer ce fait il imagina sa théorie, et jusqu'ici, à l'œil du philosophe impartial, Le Roy a été parfaitement logique comme tous les auteurs classiques.

. . . .

Le besoin d'évacuer les substances excrémentitielles existant dans le canal intestinal n'est pas moins essentiel que celui de manger, et tous les médecins de l'univers depuis que les hommes ont commencé à exercer la médecine, non seulement ont fait usage des remèdes qui avaient la faculté d'émouvoir le corps, mais ont toujours cru d'une telle importance de débarrasser le canal intestinal des substances hétérogènes, que peu satisfaits de ceux déjà connus ils en ont toujours cherché de plus actifs.

. . . .

Mais un purgatif trop fort peut nuire, répondent tous les ennemis de la Médecine curative. — Réfléchissez premièrement que de pouvoir nuire à nuire il y a une différence, et que ce serait un bien mauvais juge celui qui voudrait condamner un homme pour un crime, seulement parce qu'il aurait pu le commettre. Savez-vous quels sont les purgatifs qui font presque toujours du mal dans les maladies graves ? Ce sont ceux qui agissent faiblement; parce que avec ceux-ci le plus souvent on ne fait qu'ajouter stimulant à stimulant, parce qu'ils émeuvent et n'opèrent pas.

. . . .

Pour juger de l'efficacité d'un remède il est nécessaire de l'expérimenter dans les cas et aux doses indiqués par l'auteur ; mais tous ceux qui en disent tant de mal croyez-vous qu'ils l'aient expérimenté ? Je parierais que pas même un n'a parlé en connaissance de cause. Dans le mois d'octobre dernier, passa à Bologne le docteur Bucellati (de Milan) lequel m'assura qu'en trois ans il prescrivit plus de quarante pintes du purgatif Le Roy du troisième degré, et que jamais il n'observa qu'il eût fait mal à quelqu'un.

. . . .

Pour employer les purgatifs nous avons des raisons physiques très évidentes et l'autorité de tous les plus illustres et fortunés praticiens ; nous avons tant de faits rapportés par Le Roy lui-même, par le docteur Bucellati et par tant de personnes qui en font continuellement usage, sans recourir aux médecins quand elles tombent malades, que mettre en doute leur très grande influence dans la guérison d'un grand nombre de maladies, serait le même que douter de notre existance elle-même.

. . . .

Si je compare la grande différence entre ma pratique des années écoulées et celle présente, je suis contraint de confesser que, par mon insuffisance j'ai innocemment sacrifié bien des malades, etc.

A M. Le Roy, chirurgien-consultant, à Paris.

Monsieur, il me serait difficile de faire, dans les limites d'une simple lettre, le récit de toutes les cures extraordinaires que j'ai opérées d'après les principes de votre Méthode, et avec les vomi-purgatif et purgatif qui m'ont été fournis par M. Cottin, pharmacien à Paris, et dont je fais un emploi journalier depuis plus de trois ans. Je vais seulement vous entretenir de quelques-unes de ces cures, et de maladies graves par leur caractère, qui avaient résisté aux divers traitemens dont elles avaient été l'objet. Je regrette de ne pouvoir citer le nom de toutes les personnes guéries ; mais il en est, ainsi que chacun sait, qui ne peuvent être nommées ; de même qu'il est *des genres de maladies* que nul individu ne peut avouer quant à soi.

Un lieutenant des douanes, ne

laissant plus d'espoir aux médecins qui l'avaient abandonné, après qu'il eût reçu les derniers sacremens, me fut indiqué, et je fus requis pour le voir. J'eus la plus défavorable opinion de ce malade; mais, sachant bien que je ne pouvais que lui porter des secours, si la Nature avait encore des ressources, et que je ne lui nuirais en rien que ce fût, je *hasardai* deux cuillerées de vomi-purgatif. Ce médicament eût un plein succès. Au bout de douze heures, je le réitérai, et j'eus le bonheur de sauver ce père de famille, que je ramenai à la santé.

Il en a été de même de M. le chevalier de Surineaud, capitaine d'état-major, auprès duquel je fus appelé chez Monsieur son père, à Luçon, où il était alors en semestre. Cet officier ne donnait guère d'espérance de survivre à ses maux. Cependant il en a été délivré, et l'on peut savoir qu'il vient de faire la guerre d'Espagne, où il a rempli tous les devoirs que son grade lui imposait, jouissant d'une bonne santé.

Je pourrais vous citer plus de deux cents individus attaqués de maladies graves, pour lesquels je n'ai été appelé qu'en second ordre, et qui néanmoins ont été délivrés de leurs souffrances. Dans le nombre, combien de maladies inflammatoires et de genres différens! Combien de malades, offrant moins de ressources les uns que les autres, n'ont-ils pas échappé à la mort, lorsque les symptômes alarmans annonçaient à chaque insta approche. Ces succès son par eux-mêmes; mais ce eur donne encore plus d'i tance, ja c'est, j'ose le dire, l'obstacle que leur apportent l'ignorance, l'inexpérience et tous les propos de la haine, qu'avant tout il faut pouvoir vaincre : chose bien difficile. Quoi qu'il en soit, et malgré les entraves que j'ai pu éprouver, je n'en dirai pas moins avec vérité que, sur trente à quatre-vingts malades que je vois dans le cours d'un mois, et la plupart indigens, on ne peut m'en citer un seul d'une constitution ordinaire, et pour qui j'aie été requis dès le principe de la maladie, qui soit mort prématurément en suivant les principes de votre Méthode. Très peu de petits enfans ont succombé; il ne m'a échappé que quelques vieillards extenués, et autres à qui l'ancienneté de la maladie avait ôté la possibilité de vivre.

Les maladies vénériennes dans les deux sexes, ont cédé très promptement à l'usage de vos remèdes, administrés d'après les indications que présentaient les malades et les nuances de la maladie.

Je puis vous parler aussi de *plusieurs goutteux*, dont le gonflement le plus considérable a cédé totalement, à l'égard de quelques-uns, dès la première dose

Une nommée Ripeau avait un cancer au nez. Elle l'a porté pendant deux années, qui se sont écoulées en divers traitemens inutiles qui lui avaient été conseillés. Je l'ai guérie dans l'espace d'un mois, par votre traitement, et voilà deux ans passés, sans que rien ait reparu.

Un jeune homme, de l'âge de atorze à quinze ans, avait un *ement considérable aux ar-tions de la cuisse avec la* , *et de la jambe avec le pied droit* : depuis deux ans, il pouvait à peine marcher avec des béquilles. Dans l'espace de deux mois de traitement, je l'ai mis dans le cas d'aller à la promenade sans l'aide de canne ou bâton.

Plusieurs personnes qu'on avait assuré être poitrinaires, et qu'on avait mises à l'usage du lait d'ânesse, pour toute ressource, ont été en partie toutes guéries. Je dis en partie, parce que trois de ces malades, sur un nombre assez considérable, ont succombé. Eh bien, quoique leur maladie datât de plus de deux ans, quoique ces malades fussent bien et valablement reconnus incurables, que plusieurs médecins les eussent jugés tels, il n'en est pas moins arrivé que la malveillance les a désignés comme des victimes du *remède Le Roy*.

Ma famille et moi, nous devons à vos évacuans une très bonne santé, qui se soutient depuis longtemps.

Cadot, chirurgien et médecin du bureau de bienfaisance de La Rochelle. (*Gaz. des mal.* n° 693).

A M. Le Roy,

Pour remplir vos intentions, je vous fais part que, depuis ma dernière du 3 février, j'ai continué de traiter quarante à cinquante malades par mois, avec le plus grand succès, en employant, suivant les indications, vos évacuans, qui, outre les cures remarquables dont je vous ai donné connaissance, en ont opéré de nouvelles, dans lesquelles il y avait peu d'espoir de réussite.

Telle est entre autres celle d'un particulier qui, conduisant une charrette, fut renversé par terre ; le cheval lui donna un coup de pied dans la poitrine, et la roue lui passa sur cette partie du corps et sur le bras. Cet homme relevé sans connaissance, et transporté chez lui hors la ville, eut, du moment de son accident, un crachement de sang abondant qui dura jusqu'au lendemain dans la journée, que je le vis pour la première fois, n'ayant pas été appelé plus tôt auprès de lui. Je le trouvai dans ce pitoyable état, paralysé des quatre membres, et horriblement souffrant. Je jugeai convenable, pour opérer une dérivation utile, d'apposer quelques sangsues sur un côté de la poitrine ; et aussitôt je lui fis prendre une potion composée d'une cuillerée de vomi-purgatif et d'une cuillerée de purgatif, en vue d'opérer des évacuations par les deux voies ensemble, selon les besoins de la Nature, et plus copieusement par les voies inférieures que par celles d'en haut. Cette dose n'ayant produit aucun effet dans l'espace de deux heures, je la réitérai en l'augmentant d'une cuillerée. Celle-ci ayant encore été sans effet, j'en répétai une troisième. Il survint, en place d'évacuations par le canal digestif, une sueur on ne peut plus abondante, que j'entretins, et qui soulagea le malade d'une manière sensible, arrêta le crachement de sang, rendit la respiration libre, ainsi que l'usage des membres, qui se rétablit. Le lendemain je parvins à lui provoquer une douzaine de selles, et de ce moment il fût entièrement rétabli.

Telle est encore celle d'une femme, âgée de soixante-douze ans, qui éprouva le même accident : la roue d'une charrette lui passa sur la partie supérieure du ventre. Appelé auprès d'elle, je lui administrai quatre cuillerées de purgatif, en deux fois, qui l'ont totalement guérie.

Vous devez vous souvenir, Monsieur, que je vous ai parlé, il y a deux ans, d'un tailleur de pierre qui, ayant tombé du haut d'une maison en construction, environ à quarante-cinq pieds d'élévation, avait les extrémités inférieures paralysées, et urinait le sang à plein canal. Cet homme fut guéri en deux jours, ayant pris, aussitôt l'accident, six cuillerées de purgatif, en trois doses, de deux heures, en deux heures.

Il serait difficile de trouver un plus puissant vulnéraire. Ces remèdes préviennent les épanchemens qui sont presque toujours la suite des coups ou des chutes. Je désire que ces faits, qui sont généralement connus dans notre ville, puissent servir d'exemple, et être utiles à tous ceux à qui le récit en parviendra.

Deux particuliers de cette ville, atteints de *maladie des voies urinaires, l'un par cause syphilitique, l'autre par un catarrhe à la vessie et beaucoup de graviers*, avaient des protubérances dans le canal, qui ne laissaient couler qu'une bien faible portion d'urine, et il était impossible d'y introduire aucune bougie. L'inflammation, qui était survenue au col de la vessie, avait donné lieu à plusieurs dépôts, en sorte qu'à l'un et à l'autre malade, l'urine sortait par plusieurs ulcères fistuleux, qui s'étaient établis au scrotum. L'un était affecté depuis deux mois, et l'autre depuis plus d'un an. Quoi qu'il en fût à l'égard du premier, sa santé n'était guère moins délabrée que celle du second, lorsqu'ils me prièrent de leur donner mes soins. Je commençai par les évacuer plusieurs fois, ce qui fit diminuer les excroissances, et je parvins après à l'introduction de bougies, et, par suite, à celle de la sonde. Les ayant purgés dans la suite autant qu'il a été nécessaire, ils ont été guéris, tellement qu'ils jouissent aujourd'hui de la santé la plus parfaite.

Il serait volumineux de vous entretenir de toutes les cures que j'ai eu l'occasion de faire; c'est pourquoi je ne vous transmettrai que les cas où les succès qui sortent de la ligne commune. Mais ce que je peux affirmer et prouver d'une manière non équivoque par la confrontation de mon journal avec le registre de l'État civil de la commune, c'est que depuis le premier janvier jusqu'à ce jour, sur deux cent quatre-vingt-dix malades que j'ai eu à traiter, les trois quarts pauvres, je n'ai perdu que deux enfans, atteints du croup, pour lesquels je fus averti trop tard, au moment où ils allaient expirer, et lorsqu'ils étaient sans ressource. Mais il est également vrai que j'ai traité et guéri une vingtaine d'enfans atteints de cette maladie, et dans le nombre plusieurs dans un état désespéré qui furent secourus en temps utile.

Je vous salue très sincèrement.

Cadot. Chirurgien et médecin du Bureau de Bienfaisance de la Rochelle.

(*Gazette des malades*,) n° 774

Obstructions du mésentère et du foie. — A M. Le Roy, chirurgien-consultant, a Paris.

La reconnaissance et la vérité me font un devoir de vous rendre compte de ma maladie, de mon traitement et du succès que j'en ai obtenu.

J'avais un chancre occulte sur la poitrine; ce chancre, s'étant séché, a causé un déplacement d'humeurs, et a amené un engorgement squirrheux des glandes du mésentère et du foie : telle était ma maladie.

Je commençai l'usage des évacuans de votre Méthode, d'après vos conseils, j'activai le traitement, au point qu'après les neuf premiers mois j'avais pris deux cent seize doses, dont cent trente-sept de purgatif et soixante-dix-neuf de vomi-purgatif; et j'avais éprouvé deux mille sept cent quarante-cinq évacuations.

Pendant ce laps de temps, les humeurs changeant souvent de place, j'eus divers accidens assez graves. J'eus entre autres une ophthalmie très prononcée, et une taie sur l'œil gauche. Je pris alors, durant quatre jours de suite, le vomi-purgatif, et onze jours de purgatif. Après ce délai, l'inflammation de la cornee transparente et la taie ont entièrement disparu.

Après quatre mois et demi de traitement, je n'avais encore vu aucune amélioration dans mon état, et cependant, loin de perdre courage, je persistai; ce n'a été qu'après neuf mois de purgation que j'ai pu faire une suspension de traitement pendant sept ou huit jours, suspension que j'allongeai graduellement, au point que maintenant je puis me reposer pendant tout l'espace de quatre mois, et j'espère pouvoir sous peu me borner à deux traitemens par an, de quatre ou cinq jours chacun.

Je suis donc parfaitement rétabli, et ce que vous croirez peut-être difficilement, c'est que, portant perruque, n'ayant plus un seul cheveu depuis trois ans, au cinquième mois de mon traitement, mes cheveux sont revenus, et en aussi grande quantité qu'on peut en avoir à l'âge de trente ans : notez que j'en ai soixante (1) !

A l'époque où je vous écris j'ai pris deux cent trente-deux doses, dont cent quarante-sept de purgatif, et quatre-vingt-quatre de vomi-purgatif, et j'ai eu deux mille neuf cent vingt évacuations.

Depuis le mois de septembre dernier j'ai repris l'exercice de ma profession. J'ai traité avec succès, selon votre Méthode, un grand nombre de malades attaqués diversement: *la surdité, des palpitations de cœur, des fièvres bilieuses, inflammatoires*, etc., etc., etc.

Enfin, Monsieur, j'ai observé, comme vous le dites, qu'avec le courage et les forces nécessaires aux malades, on peut, en suivant votre Méthode, guérir de toutes les maladies, lorsque toutefois les organes ne sont pas détruits dans le sujet.

Veuillez, Monsieur, donner à ma lettre la publicité que vous jugerez convenable, et recevoir de nouveau

(1) C'est ce qu'on observe souvent dans certaines maladies lorsque la cause est expulsée.

l'assurance de ma reconnaissance et de mon entier dévoûment.

D. Delecourt, médecin licencié de l'Université de Louvain.

(*Gaz. des Mal.*, n° 1410.)

Monsieur Le Roy, chirurgien-consultant.

Zélé partisan de votre Méthode, je vais essayer de vous exprimer la reconnaissance que je vous dois, et qui ne finira qu'avec mon dernier soupir. Je suis une preuve de l'excellence de votre Méthode. Depuis plusieurs années j'étais affligé d'une maladie bien insupportable; c'était, chaque année, des éruptions, des ébullitions sur plusieurs parties de mon corps, des maux d'estomac, des douleurs rhumatismales, etc. Je fus attaqué de douleurs dans les lombes, qui ne me permirent plus de me tenir debout. Une sciatique, depuis la hanche jusqu'au bout des orteils, me faisait pousser les hauts cris. De plus, suivant l'avis de mon docteur, j'étais pris d'une fluxion de poitrine. J'ai été traité par les meilleurs médecins de l'endroit d'une manière, comme bien vous le pensez, tout opposée à votre Méthode. Il serait trop long de vous raconter tout ce que j'ai fait à l'extérieur, tout ce que j'ai pris intérieurement pendant six mois consécutifs; cependant vous saurez qu'on a employé les sangsues, les saignées, les bains, les frictions spiritueuses, les emplâtres, les cataplasmes, les fomentations, les vésicatoires, les lotions, les tisanes, le petit-lait, la diète. Hé bien, rien de tout cela n'a fait cesser mes souffrances. Dans ce triste état, sans espoir d'en sortir, me voyant, à la fleur de l'âge (37 ans), infirme, sans fortune, à la tête d'un ménage, un état à exercer, je maudissais ma destinée, je me souhaitais la mort tous les jours.

Ce fut dans cet état extrême qu'un de mes amis, qui vint me voir, me pria, me supplia de prendre votre remède, m'assurant qu'il me guérirait, puisqu'il connaissait à Bordeaux un homme attaqué semblablement à moi, qu'il avait guéri, et que lui-même, en ayant fait usage s'en trouvait bien. Cet ami me prêta votre *Médecine curative*. Je lus cet Ouvrage avec attention. Etant un peu versé dans la chirurgie, je reconnus bientôt que votre Méthode reposait sur un raisonnement juste. Bien résolu de la suivre, j'ai commencé mon traitement par suivre l'art. 2; cette marche n'a duré que quatre jours; dans l'instant vous allez connaître la cause qui me fit prendre l'article 3. Mes douleurs et tous les maux augmentèrent. Une hernie, que j'avais depuis dix-huit années, me donna des souffrances cruelles, et je ne pouvais plus la contenir sous le bandage, tant le relâchement était énorme. Les glandes des aînes se sont gonflées, et il en est résulté d'excessifs tourmens. Mon épouse, épouvantée de l'augmentation indicible de mon état de souffrance, me dit que ce traitement allait finir de me tuer, qu'elle ne voulait plus que je prisse du remède, et elle le cacha. Mais, ayant reconnu la solidité du principe de votre Méthode, comme j'en avais apprécié le traitement, je me mis à l'article 3. Je pris donc deux doses par jour. Au troisième jour, mes douleurs ont été calmées, j'ai repris l'article 2, et successivement l'article 4. Le huitième jour du traitement je me suis reposé. J'ai repris ce même traitement, et l'ai continué tant qu'ont duré deux bouteilles de votre purgatif, qui ont suffi pour détruire tous mes maux, et jusqu'au point que je ne me ressens pas plus de ma hernie que si jamais je n'en avais eu.

Je pourrais, Monsieur, vous citer plus de cinquante belles cures que votre remède a faites dans ce pays-ci, à mon exemple et à mon imitation. Je vais remplir la feuille de cette lettre par le récit de quelques-unes seulement.

La tante d'un docteur en Médecine, âgée de soixante ans, atteinte d'une maladie soi-disant incurable, lèpreuse depuis plusieurs années, vint me trouver un jour, et me demanda mon avis. La voyant couverte, sur plusieurs parties de son corps, d'une croûte humide, etc., et considérant l'ancienneté de cette affection, je conçus les plus grandes craintes. Mais la grande foi, la confiance la plus étendue que j'avais en votre méthode, d'après ce que j'en avais éprouvé moi-même, me fit lui dire que, si elle voulait se résoudre à la suivre exactement et rigoureusement de point en point, j'oserais répondre qu'elle en recevrait la guérison. La malade me fit la promesse solennelle qu'elle l'exécuterait fidèlement. J'ai eu effectivement affaire à une héroïne, car, dans l'espace de trente-six jours, elle a pris deux bouteilles de purgatif et deux de vomi-purgatif. Elle s'est trouvée bien guérie, et les habitans du pays fort étonnés!...

Je fus appelé par un de mes voisins, qui, les larmes aux yeux, me déclara qu'il était dans l'intention de faire prendre votre remède à deux de ses enfans, qu'il voyait près de périr, malgré ce que les médecins et moi-même nous lui eussions conseillé pour ces enfans dans un état exact d'étisie où ils étaient arrivés. Je lui dis que, si ces enfans étaient les miens, je ne balancerais pas à leur administrer les prescriptions de votre Méthode. Il prit un jour pour réfléchir, et le lendemain le plus jeune des deux mourut. Le second prit le remède; et dans l'espace d'une quinzaine il a été rendu à la santé, tellement qu'il travaille maintenant avec son père!...

J'ai l'honneur d'être, Monsieur, avec la reconnaissance que je vous dois, votre, etc.

Alltaud, chirurgien.
(*Gaz. des Mal.*, n° 292.)

Monsieur Le Roy, chirurgien-consultant.

Lorsque pour la première fois j'entendis parler de votre remède, sans le critiquer comme bien d'autres, je croyais qu'il était au nombre de ceux que l'empirisme met un instant en crédit, et qui, trop éphémères pour se soutenir longtemps, tombent bientôt dans un éternel oubli. Je me trompais.

La confiance dont le vôtre jouit aujourd'hui, basée sur les résultats heureux et sans nombre qui soutiendront à jamais sa réputation, ne me permet plus d'avoir le moindre doute sur celle que je dois y porter moi-même. Oui, Monsieur, si le bruit des cures qu'il opère retentit dans toute l'Europe, si les climats les plus éloignés ont déjà goûté l'excellence de votre Méthode de soigner et guérir presque toutes les maladies internes avec votre purgatif, que pourront contre lui l'envie et les détracteurs? Rien. *Et vires acquirit eundo.* Il restera debout dans toute la confiance qu'il obtient chaque jour, et ses effets salutaires, parlant pour lui, militeront sans cesse contre la plus basse jalousie.

Pour moi, Monsieur, je viens vous l'avouer franchement ; j'en suis émerveillé, et presque enthousiaste, depuis que je l'ai vu réussir de la manière la plus prompte chez plusieurs de mes malades qui ont bien voulu s'y soumettre, et dont les maladies semblaient, par leur caractère, devoir être l'écueil de la Médecine. Grâces vous soient donc rendues ! vous en avez changé la face, et votre nom deviendra célèbre dans ses annales; parce que, si vos contemporains ne le font pas, la postérité chantera l'époque où votre théorie, fondée sur la vraie physiologie et l'anatomie, vint démontrer avec la dernière évidence que le système digestif étant le centre de la nutrition et de la réparation de nos parties, devait aussi être le point principal d'où devaient s'ourdir des lésions de toutes les fonctions, lorsqu'il était lui-même lésé dans son système.

S'il est une chose inconcevable, c'est que des hommes d'un mérite réel, qui depuis tant d'années et depuis bien des siècles se vouent d'une manière particulière à l'étude de la physique du corps humain, n'aient pu comprendre cette vérité frappante, que vous avez développée avec tant de clarté dans votre savant ouvrage. Pardonnez-moi, Monsieur cette courte digression. Je reviens au but de ma lettre, qui est de vous faire connaître plusieurs malades guéris par votre Méthode, et ajouter quelques lauriers à ceux que vous ne cessez de recueillir. Ayez la patience de me lire.

1° Le nommé Vincent, tondeur de draps, d'un tempérament sanguin et fort irritable, était atteint, depuis environ vingt ans, d'un *asthme suffocant*, dont le paroxysme menaçait ses jours de la manière la plus intense. Il a pris votre purgatif. Des évacuations lymphatico-glaireuses abondantes suivirent de près, et la guérison fut presque subite et complète. Plus de signes de son affection; aucune trace d'orthopnée; il a, au contraire, sa respiration parfaitement libre. Il dort sans oreiller; il mange indifféremment de tout; et cet homme, sexagénaire, commence une nouvelle vie.

2° Le sieur Souleil, également tondeur de draps, ressentit, il y a douze ans, une forte douleur dans l'hypocondre droit. Je fus appelé pour lui donner mes soins. La région du foie était plus volumineuse qu'à l'ordinaire. La pression des doigts sur cette partie la rendait douloureuse. La dureté, le gonflement, les souffrances fixes et continues furent les précurseurs d'une *hépatite*. Déjà l'ondulation et la fluctuation annonçaient un abcès dans cet organe (le foie). J'allais y plonger le bistouri, quand tout à coup le malade vomit trois ou quatre livres de matière purulente légèrement sanieuse. Les accidens cessèrent peu à peu, et le malade reprit son travail accoutumé six ou sept semaines après. Cependant, depuis cette époque, il sentait de temps en temps une douleur sourde dans cette région, rendait quelques crachats puriformes, et ne pouvait reprendre ses forces, malgré le régime le mieux suivi et les analeptiques d'usage. Il s'est déterminé à prendre votre remède, et le prodige qu'il a opéré chez lui m'a bien surpris; il va le mieux du monde, et vous prône avec bien d'autres.

3° Le sieur Millet, fabricant de chandelles, d'un tempérament sec et nerveux, malade depuis plus de quinze ans, traînait une existence bien malheureuse, et chaque jour il désirait la voir se terminer. Tout lui était indifférent, ou pour mieux dire, il était à charge à lui-même. Depuis longtemps son estomac ne faisait plus ses fonctions. Ses insomnies étaient continuelles. Les consultations des hommes de l'art l'avaient déclaré affecté de la poitrine. Une toux sèche semblait confirmer cette décision. Dévoré par la *fièvre lente nerveuse*, *la consomption* allait terminer sa carrière. Dans une telle extrémité il eut recours à votre remède. Son amélioration a été telle, qu'il se regarde comme guéri; et l'ayant moi-même vu, je ne doute point que ses espérances ne se réalisent bientôt.

4° Un riche paysan des environs de Montauban était retenu dans son lit depuis six ans par une forte *douleur dans les membres supérieurs et inférieurs* d'un côté seulement. Ces parties ne pouvant exercer de locomotion, en imposaient pour une hémiplégie. Votre purgatif, Monsieur, lui fit le même effet que les paroles de Jésus-Christ sur le paralitique de l'Evangile; *Surge! tolle grabatum et ambula*; car ce paysan marcha le troisième jour et il se trouve entièrement guéri.

5° La femme du sieur Roqueion, à qui vous avez conseillé votre traitement, s'en est parfaitement bien trouvée, et a vu se terminer une *affection chronique*.

Je sens que je serais trop long dans cette lettre, s'il me fallait parler des différentes cures qui sont parvenues jusqu'à moi par l'effet de votre purgatif. Je me suis donc contenté d'en énumérer quelques-unes, me réservant d'ailleurs de contribuer de tout mon pouvoir à grossir dans le temps vos observations du petit nombre des miennes.

Je vous prie de me croire, etc.

Delcasse jeune, chirurgien à Montauban.

(*Gaz. des Mal.*, n° 263.)

Monsieur Le Roy, chirurgien-consultant.

Monsieur, depuis des années j'entendais parler des médecines Le Roy, mais comme d'un purgatif violent et dangereux, dont abusait le public; de sorte que j'étais resté sur la défiance, jusqu'au commencement de l'année 1823.

Un propriétaire de ce pays-ci, ayant été infirme pendant longtemps, s'était servi de votre médecine avec le plus grand succès, et l'avait ensuite employée avec tant d'avantage au soulagement de quelques-uns de ses domestiques et de ses voisins, que j'entendais journellement parler des cures surprenantes qu'avait opérées cet homme bienfaisant. Désireux de m'assurer par moi-même des faits, je visitai ce Monsieur, qui me raconta avec enthousiasme les services qu'il avait rendus à plusieurs malades, et m'engagea à en essayer, etc. Quoique très peu porté à croire tout ce qu'il pouvait me raconter des effets merveilleux qu'il avait, disait-il, obtenus de la medecine Le Roy; cependant je hasardai de l'employer sur un hydropique et quelques autres malades réputés incurables. Le premier essai ne fut pas heureux, d'autant que le malade se rebuta bientôt; mais les autres, ou guérirent, ou furent notablement soulagés. Alors je m'enhardis; je me mis en rapport avec votre Méthode, j'obtins bientôt nombre de cures inattendues, et je fus contraint d'avouer que les rapports désavantageux que mes confrères avaient pu me transmettre sur votre manière de traiter, étaient peu conformes à la vérité, ou du moins sortis de la bouche de personnes qui, comme moi, en avaient jugé sur des *ouï-dire*, sans en avoir essayé.

J'ai donc cru devoir vous tracer ces lignes, pour vous donner, comme médecin, un témoignage de mon estime et de ma reconnaissance; car, depuis que je connais votre Méthode, je traite mes malades avec plus d'assurance, et j'ose souvent promettre guérison à des patiens que naguère j'aurais cru incurables.

Oudin, docteur en médecine de la Faculté de Paris.

(*Gaz. des Mal.*, n° 482.)

Monsieur Le Roy, il y a longtemps que j'aurais dû vous écrire pour vous communiquer tous les avantages qu'ont pu retirer les malades traités selon votre Méthode, et vous en témoigner particulièrement ma reconnaissance, car si j'aime à me féliciter d'avoir adopté vos principes pour mes malades, j'en ai retiré pour moi-même le résultat le plus avantageux; ma femme surtout, qui était languissante depuis des années, et que j'ai manqué de perdre plusieurs fois, ne doit, je pense, sa meilleure santé, qu'aux évacuans, dont malgré son extrême répugnance, elle s'est décidée à faire usage à plusieurs reprises. Je devais, dis-je, vous en exprimer plutôt toute ma gratitude, si M. de ...., qui est allé vous voir, ne s'était chargé d'être mon interprête auprès de vous.

Il y a nombre d'années, il est vrai, que j'entends parler de vous et de vos purgatifs; mais, imbu que j'étais des doctrines physiologiques que j'ai cru longtemps infaillibles, je devais, à votre égard, partager le sentiment de mes autres confrères; et en effet l'on pourrait voir, d'après des notes de moi, insérées dans différens précis de la société médicale de..... (dont je suis membre correspondant), que, loin d'admettre la purgation dans les cas même qui paraissent l'indiquer, je m'efforce au contraire d'en démontrer le mauvais résultat, etc. Il m'a donc fallu une masse de faits bien concluans, pour me prouver combien j'étais dans l'erreur, et pour me décider à suivre une route tout opposée à celle qui m'avait été tracée par les plus grands maîtres de l'art.

Je suis persuadé que si MM. les membres de l'Académie de Médecine avaient trouvé, comme moi, l'occasion d'observer et les effets et le résultat de l'emploi de vos purgatifs, ils en auraient porté un jugement tout contraire à celui qui est consigné dans leur rapport. Naguère je pensais, comme eux, que vos drastiques, réitérés dans leur emploi, devaient amener les plus grands désordres dans l'économie; mais depuis que j'en ai fait prendre des centaines de doses à différens malades, qui ne s'en trouvent que mieux, et sont rayonnans de santé, tandis qu'ils se trouvaient auparavant dans un état désespéré; enfin, depuis que, moi-même en ayant fait usage à double et triple dose, j'ai pu sur moi en observer les effets, et en ai toujours retiré un état de santé meilleur, je suis forcé de me dire : J'étais donc dans l'erreur de juger aussi défavorablement les purgatifs de M. Le Roy; et mes confrères de l'Académie seront, un jour ou l'autre, contraints de désavouer (au moins tacitement) le rapport erroné qu'ils ont lancé contre sa Méthode.

Je n'ai pas cru, Monsieur, devoir vous retracer les observations détaillées des maladies guéries d'après vos moyens, observations qui n'auraient servi qu'à grossir le recueil de celles que vous recevez de tous les pays; je me borne donc à vous retracer ce court exposé pour prouver à vous et à ceux auxquels vous pourriez faire part de cette lettre, que j'ai su, comme tant d'autres, apprécier votre manière de guérir.

. . . .

Oudin, d. m. p.
(*Gaz. des Mal.*, n° 484.)

Monsieur, ne perdez jamais de vue qu'en vengeant les outrages qu'on vous fait, ainsi qu'à votre Méthode, vous prenez ma défense et celle de tous les médecins qui pratiquent comme vous; de même aussi vous plaidez la cause des malades et des affligés, qui s'empresseront d'employer votre mode de traitement, si, à force de conviction, vous parvenez à réduire au silence vos antagonistes.

Restez aussi paisible que moi, Monsieur, et que toutes les personnes qui savent apprécier vos intentions et reconnaître la prééminence de votre Doctrine. Nous serons toujours prêts à réunir nos moyens pour faire triompher une vérité aussi utile à l'humanité souffrante.

Moi surtout, comme médecin, je vous autorise à me citer dans tous les cas, et particulièrement celui où vous seriez interpellé par l'autorité suprême; dites à tous les hommes du Pouvoir, qui vous demanderaient des renseignemens, que je suis en mesure de leur prouver, par moi-même, que vos médicamens sont loin de produire l'effet du poison.

J'ai tant de fois avalé jusqu'à l'énorme dose *du huitième de litre* de votre vomi-purgatif; j'en ai tant de fois employé à toutes les doses, pour tous les âges, pour différens malades qui, par votre Méthode, ont été, les uns rachetés à la vie, les autres soulagés ou guéris, que mon silence, dans tous les cas, deviendrait une ingratitude envers vous, et une insouciance impardonnable à l'égard de tous les êtres souffrans.

Nous devons donc tous désirer, Monsieur Le Roy, que les grands moyens que vous faites valoir depuis si longtemps, par la publicité de vos nombreux faits de pratique, triomphent enfin. . . . .

Agréez les sentimens d'estime d'un homme qui a su vous apprécier, et croyez que sa reconnaissance ne finira jamais.

OUDIN, d. m. p.
(*Gaz. des Mal.*, nº 1399.)

En réponse à votre lettre du six courant, selon laquelle vous ne vous croyiez pas suffisamment en droit d'insérer ma précédente dans votre *Gazette des Malades*, je vous réitère l'assurance des sentimens que j'y ai exprimés, et vous autorise spécialement à faire cette insertion.

Je suis persuadé qu'après avoir eu connaissance de ma lettre du deux de ce mois, bon nombre de personnes, médecins ou autres, s'empresseraient, si elles en étaient requises, de s'offrir avec moi pour confirmer une vérité aussi simple et aussi utile; car on ne peut se refuser de l'attester, lorsqu'on l'a comme moi reconnue à n'en plus pouvoir douter.

Quand MM. . . . . voudront se convaincre de l'innocuité de vos médicamens, en commençant par celui dont la nature rendrait l'action nuisible en raison de l'excès de la dose, non toutefois jusqu'à l'empoisonnement, j'avalerai, et s'il le faut. devant toute une Académie, jusqu'à la contenance d'un huitième de litre de vomi-purgatif, non pas une seule fois, mais plusieurs jours de suite pour la plus grande conviction de ces Messieurs (1).

Votre tout dévoué.

OUDIN, d. m. p.
(*Gaz. des Mal.*, nº 1400.)

« La méthode Le Roy repose sur
» bases inébranlables contre les-
» quelles tous les systèmes du jour
» viendront se briser.

» LABBÉE, médecin à Beine. »
(*Gaz. des mal.*, nº 487. *Extrait.*)

« Les détracteurs de la meilleure
» méthode curative des maladies,
» tant aiguës que chroniques, qui
» existe jusqu'à présent, conti-
» nuent toujours avec persévérance
» à répandre dans l'air des cris
» d'alarme; mais ferme comme un
» roc, toutes leurs vaines clameurs
» viennent s'anéantir devant l'évi-
» dence des faits, qui tôt ou tard
» me feront triompher de leurs bas-
» ses menées. J'avoue qu'il faut du
» courage pour résister, mais j'en
» aurai. Je fais des pertes, car tou-
» tes mes cures sont dans la classe
» peu ou point aisée des malades.
» Enfin, j'ai adopté la Méthode
» curative, et je ne quitterai pas la
» route de la Vérité pour celle de
» l'erreur.

» COLLIN, officier de santé. »
(*Gaz. des mal.*, nº 1492. *Extrait.*)

« Mon fils, à l'égard des détails
» que tu m'as donnés sur l'état de
» maladie de ta femme et l'indis-
» position de tes enfans, il résulte
» qu'il faut employer le vomi-pur-
» gatif, etc... La médecine Le Roy
» guérit toutes les maladies de la
» même manière, et il n'y a que des

---

(1) La même proposition a été faite par M. le docteur Guibert, dans sa thèse relativement à la purgation. (V. Thèse de la Faculté de Paris du 23 août 1839.

» gens de peu de conception qui » peuvent contester cette vérité, qui » est appuyée par des faits. Je » ne suis pas d'autre méthode à » présent et je m'en trouve bien.

» MICHEL, officier de santé, à la Vergie. »

(*Gaz. des mal.*, n° 1307. *Extrait.*)

Considérations anatomico-physiologiques sur la cause efficiente des maladies et leur traitement rationnel, fondées sur l'autopsie cadavérique. Par le docteur RENARD, *de la Faculté de Paris, exerçant à Strasbourg*, (rue des Frères, n° 23) (1).

Il n'y a, à proprement parler, qu'un seul moyen par lequel on puisse espérer de perfectionner la Médecine. Ce moyen repose sur l'histoire exacte et fidèle des maladies, distinguées soigneusement les unes des autres, à l'exemple de la botanique pour la description des plantes. Pour parvenir à ce but si désirable, il faut aussi examiner sans prévention et avec impartialité quels sont les moyens thérapeutiques qui méritent la préférence, toutes choses égales d'ailleurs, pour détruire sûrement les maladies. Or, un des plus puissans moyens de la Medecine est sans contredit la purgation, qui a le double avantage de prévenir et d'extirper les affections maladives en général, même celles qui, dans l'état actuel ou ordinaire de la Médecine, sont réputées incurables.

Les parties constituantes de l'organisation de l'homme étant d'une nature très complexe sont, en raison de la multiplicité des élémens qui les composent, les plus sujettes à la putréfaction, lorsque les fluides circulans sont eux-mêmes altérés dans leur nature intime. Telle est en effet la condition de tout animal vivant, qu'il est menacé de cette corruption par une suite nécessaire de sa structure et du jeu de ses organes, qui luttent sans cesse contre ce principe destructeur. Les lois mêmes de la circulation des fluides qui entretiennent la vie tendent aussi à la détruire, en faisant perdre aux fluides leur qualité douce et bienfaisante, pour leur imprimer différens degrés d'acrimonie. L'action répétée des fluides sur les solides, en détache continuellement de petites particules qui sont portées de nouveau dans le torrent de la circulation. Les sucs âcres et putrescens, ainsi que ces particules détachées des solides, ne sont plus propres aux usages de l'économie animale; par conséquent, il est nécessaire qu'ils soient chas-

---

(1) M. le docteur Renard a publié dans la *Gazette des malades* un grand nombre d'observations *signées* par les malades traités et guéris. Il est aussi l'auteur d'un travail important sur l'*Influence du traitement sur les maladies*, ouvrage dans lequel il prouve la supériorité des évacuans sur tous les autres moyens thérapeutiques, et par conséquent la supériorité de la méthode curative de Le Roy sur toutes les autres doctrines médicales. Ce livre, aussi bien écrit que profondement pensé, est suivi d'un choix d'observations de guérisons à l'aide des remèdes de Le Roy. Nous espérons qu'une nouvelle édition paraîtra prochainement, et que M. le docteur Renard y insèrera de nouveaux faits de pratique. Ceux que nous réimprimons aujourd'hui sont extraits soit de la *Gazette des malades*, soit de l'ouvrage dont nous venons de parler.

sés du corps par différens émonctoires. De là, le besoin de prendre tous les jours une nouvelle nourriture afin de réparer cette perte continuelle tant des solides que des fluides. Ainsi le corps de tous les animaux change continuellement et se renouvelle; et c'est ce renouvellement, qui le préserve de la putréfaction et de la mort, qui en est souvent le dernier terme. On voit, par tout ce qui vient d'être dit, que les humeurs tendent toujours à la corruption, et que c'est avec raison qu'un célèbre médecin a dit que l'homme est sans cesse menacé de cette corruption par la structure même et le jeu de sa propre machine.

C'est principalement par les voies alvines, par l'urine et par la perspiration, que les humeurs putrescentes sont évacuées. Ce n'est pas qu'il n'y ait plusieurs autres excrétions nécessaires à la santé, mais elles sont plus proprement destinées à d'autres usages particuliers. Il faut en excepter l'excrétion des premières voies qui, dans presque tous les cas pathologiques, peut suppléer efficacement à l'urine, à l'insensible transpiration, etc. Si les humeurs excrémentielles ou putrescentes, loin d'être éliminées du corps par les voies ordinaires, y sont retenues longtemps, elles deviennent alors extrêmement âcres et corrosives; elles sont portées à un haut degré de putréfaction, et acquièrent les qualités les plus nuisibles. Cette dégénérescence des humeurs donne origine à différentes maladies, suivant la constitution de l'individu, ou l'influence et la déterminaison des autres causes.

L'évacuation des humeurs ainsi dégénérées n'est pas la seule chose nécessaire pour conserver la santé et la vie des animaux; il est besoin de fournir tous les jours au corps une liqueur douce et onctueuse, telle que le chyle. Cette liqueur sert à corriger et à prévenir la tendance naturelle des humeurs à la putréfaction, et à adoucir et délayer l'acrimonie qu'elles contractent à chaque instant par l'action des corps, et par la vie elle-même.

On peut donc admettre, comme un principe fondamental, que la plupart des fièvres, des maladies aiguës ou chroniques, sont causées par la putréfaction des humeurs, et qu'il en résulte des symptômes différens suivant leur essence, leur complication, etc. Or, si la force médiatrice de la Nature est incapable par elle-même de débarrasser le sang des principes hétérogènes qui en altèrent la pureté, dès-lors le principe septique, qui n'a pu être évacué par les différens émonctoires de l'économie, est retenu dans le sang, et le fait corrompre à peu près de la même manière qu'un ferment change en sa nature les substances fermentescibles. Cette corruption est prompte et portée à un haut degré parce que les humeurs y sont plus ou moins disposées; ainsi il n'est pas surprenant qu'elle produise des symptômes graves, qui ne sont que trop souvent réfractaires à toutes Méthodes de traitement qui n'ont pas pour objet spécial l'évacuation non interrompue des humeurs par les voies digestives.

L'autopsie cadavérique fournit chaque jour des preuves irréfragables qui justifient ces assertions. En effet les froides dépouilles de l'homme offrent à nos regards des engorgemens œdémateux, des épanchemens sanguins, aqueux ou purulens sous la peau et dans le tissu des organes; des affections arthritiques; des anomalies relativement à la couleur, à la consistance et à la quantité du sang. En poursuivant cet examen anatomico-pathologique, on découvre des lésions organiques du cœur, des poumons, du foie, de la rate, etc; des fluides épanchés dans les cavités splanchniques, de différentes couleurs et consistances, exhalant une odeur infecte, susceptible d'engendrer, par contact médiat ou immédiat, des maladies pernicieuses; des adhérences d'une inflammation aiguë ou chronique entre le péricarde et les poumons, qui adhèrent quelquefois au diaphragme, entre la plèvre qui revêt les poumons, et celle qui tapisse intérieurement les parois pectorales.

Toutes ces parties sont alors tellement mêlées et confondues ensemble, qu'elles ne composent plus qu'une masse informe, si embarrassée qu'à peine peut-on les distinguer les unes des autres. Les poumons, se trouvant comprimés au milieu de cette masse, sont privés pendant la vie de leurs mouvemens alternatifs et opposés de dilatation et de contraction, et les malades meurent suffoqués. Si l'on examine l'appareil circulatoire, on voit souvent les oreillettes du cœur très dilatées, et remplies de sang coagulé ou décomposé, les ventricules de cet organe très épais ou très minces, ex-sanguins, ou obstrués par un caillot polypeux; la dilatation extraordinaire des gros vaisssaux: la rupture ou l'ossification des membranes vasculaires artérielles ou veineuses; des ulcérations en diverses parties intérieures ou extérieures du corps; des tumeurs de différente nature et d'un volume plus ou moins considérable; des dépôts purulens, des engorgemens des glandes lymphatiques; des inflammations et des suppurations dans les tissus cellulaire et musculaire; des taches de diverses couleur et grandeur à la surface du corps; des érosions et la tuméfaction de la membrane muqueuse dite gastro-pulmonaire et génito-urinaire; des altérations organiques dans les tissus osseux, cartilagineux, et des membranes synoviales des articulations, qui, au lieu d'offrir le doux mucilage huileux qui les lubrifie dans l'état sain, ne contiennent quelquefois qu'une liqueur verdâtre, qui est d'une nature caustique et qui corrode les ligamens; ou bien des tophus ou concrétions calcaires qui contribuent à former les ankiloses; des obstructions et des suppurations dans le mésentère et les glandes de ce nom; des clapiers de pus ou de concrétions de bile dans le parenchyme du foie et dans la vésicule du fiel. La rate est souvent trois fois plus grosse que dans l'état naturel; son tissu est mou et tombe en déliquium, pour ainsi dire, comme si elle n'était composée que de sang coagulé. Les reins et leurs capsules, ainsi que les urètres, la vessie, la prostate et le canal urétral, sont quelquefois atteints successivement d'une véritable phthisie ou suppuration chronique. L'encéphalotomie découvre aux yeux du médecin anatomiste des humeurs enkistées ou sans kiste, des collections de pus de sang ou de sérosité dans ses hémisphères ou dans ses ventricules, l'engorgement des vaisseaux cérébraux, l'inflammation et la suppuration des méninges, en un mot, un état de molesse extrême ou de callosité. On ne finirait pas s'il fallait ici énumérer toutes les altérations organiques que produit insensiblement le vice des humeurs.

Les purgatifs n'ont pas seulement l'avantage de débarrasser les premières voies des matières excrémentielles qui s'y amassent; mais il atténuent les humeurs par le *stimulus* doux qu'ils excitent dans tout l'organisme, et les font affluer de toutes parts vers le canal intestinal. Les évacuans ont donc la propriété de fondre et d'évacuer les humeurs grossières qui séjournent et croupissent dans tout le système circulatoire.

Citons à l'appui de ces assertions un axiôme d'Hippocrate, cette autorité respectable qui a mieux apprécié que les modernes les bienfaits de la purgation dans le traitement des maladies en général, bien qu'il n'eût pas encore sur ce point toute l'expérience que nous avons acquise depuis environ soixante ans. « Si la purgation évacue ce qu'il faut evacuer, les malades la supportent aisément, et s'en trouvent bien; si au contraire ils en sont tourmentés, c'est une marque qu'on a pas encore évacué les matières qu'il fallait purger. » Or, si l'expérience, qui prévaudra toujours sur les vains systèmes dont on obscurcit chaque jour la Médecine prouve indubitablement que la purgation répétée un plus ou moins grand nombre de fois est salutaire aux malades qui la supportent ordinairement sans en être incommodés, on aura dès-lors la certitude que c'est presque l'unique moyen de guérison sur lequel on puisse compter.

Nous le répétons, le but qu'on se propose en usant de ces remèdes si justement estimés en France et dans les pays lointains, c'est de purifier le sang, et de combattre l'acrimonie qui y domine; c'est en un mot d'atténuer la viscosité des humeurs, et de rétablir les fluides dans une proportion réciproque d'où dépend la santé.

Supposons encore que les canaux excréteurs qui font l'office de transmettre hors du corps le superflu ou le résidu des secrétions et de la nutrition, ne soient point doués d'une force organique suffisante pour séparer de la masse du sang toutes les parties qui sont devenues trop âcres par une suite nécessaire de l'économie animale et de la santé même, il en résultera que ces mêmes parties, retenues trop longtemps dans le torrent de la circulation, seront capables de faire beaucoup de mal.

Si, dans l'état pathologique, on examine avec un peu d'attention le produit des différentes sécrétions et excrétions, notamment celle de l'urine, on verra (chose qui a toujours fixe l'attention d'Hippocrate et des bons praticiens) qu'elle est souvent chargée, âcre, rouge ou lactescente, etc., et qu'elle dépose beaucoup. bien! la nature ne nous indique-t-elle pas elle-même de dépurer le sang pour prévenir les maux qui résultent de son altération, et de débarrasser de l'acrimonie qui s'y trouve, comme elle le purifie autant qu'il est en son pouvoir par les dif férens émonctoires de l'économie animale? Voilà pourquoi les purgatifs en général, et notamment ceux qu'on désigne sous le nom de vomi-purgatif, et de purgatif de Le Roy, sont depuis longtemps en grande renommée dans la curation des diverses maladies auxquelles l'espèce humaine et les animaux sont assujétis.

Ne pouvons-nous pas dire, par analogie, des eaux minérales, ce que nous avons dit des purgatifs ci-dessus mentionnés, c'est-à-dire que si les médecins ordonnent les eaux aux malades pendant plusieurs mois et même plusieurs années consécutivement, c'est évidemment parce qu'ils leur reconnaissent des propriétés apéritives, purgatives, toniques, etc. C'est en dernière analyse, parce que ces eaux thermales délayent par le principe salin qu'elles contiennent, qu'elles sont atténuantes, et qu'en même temps elles purgent et poussent par les urines.

Que de choses n'aurions-nous pas encore à dire à cet égard relativement à l'influence qu'exercent sur le physique et le moral la vue pittoresque de ces beaux lieux, la distraction et les plaisirs qu'on goûte paisiblement au sein d'une riante Nature! Eh bien! nous le disons avec ingénuité, les incomparables évacuans dont M. Le Roy a publié la prescription au profit de tout le monde, procurent plus sûrement et plus promptement tous ces avantages, et sont moins decevans que tous ces vains palliatifs dont on voit souvent les plus funestes résultats. Il n'y a donc qu'un seul mode de traitement et de guérison, comme l'expérience le prouve, qui est plus sûr, plus prompt, plus commode et moins dispendieux que tous ceux dont on abuse journellement; c'est celui qui est naïvement expliqué dans la *Médecine curative.*

FIÈVRE PUTRIDE NERVEUSE — Marie Foyer, âgée de quarante-trois ans, épouse de Pierre-Kramer, militaire retraité, demeurant au Marais vert, a contracté une fièvre de nature putride et nerveuse, auprès de son mari, qui, depuis vingt-trois ans, portait un ulcère gangréneux à la jambe gauche, qui exhalait une infection insupportable, et qu'elle avait l'humanité de panser chaque jour, le matin et le soir. Cette cause, qui était plus que suffisante pour développer en cette femme le germe d'une maladie pernicieuse, était encore aggravée par un amas de matière animale en putréfaction, qui séjournait depuis quelque temps à sa porte, et qu'on parvint à faire enlever; aggravée encore par un très mauvais régime, par le chagrin de se voir, ainsi que ses enfans encore en bas-âge, réduite à une extrême misère; enfin par la crainte de perdre son mari, qui s'était rendu à l'hôpital pour se faire amputer la jambe. Toutes ces circonstances développèrent, avec une rapidité incroyable, les symptômes les plus alarmans de la fièvre dite putride et maligne. Alors informés, M. Metz et moi, de la situation déplorable où se trouvait cette malheureuse femme, nous nous fîmes un devoir de lui prodiguer à l'instant les secours physiques et moraux que son état réclamait. Je m'empressai de lui administrer, chaque jour, alternativement les évacuans de Le-Roy, et nous eûmes la satisfaction de voir arriver aussi promptement la guérison de cette pauvre malade, que sa maladie marchait avec rapidité vers un terme funeste. Les produits des vomissemens étaient d'un vert de poireau, les selles copieuses et noires, et l'odeur des matières evacuées, tant par le haut que par le bas, annonçait un haut degré de corruption des humeurs. Grâces à Dieu et à la *Médecine curative*, dans un court espace de temps, nous avons eu le bonheur de retirer cette malheureuse victime d'entre les bras de la mort.

Nous devons dire aussi que son mari, avant de subir l'opération dont nous venons de parler, avait fait chez lui usage desdits évacuans, qui avaient éliminé de son corps une prodigieuse quantité d'humeurs corrompues, et qui, par conséquent, l'ont mis en état de supporter l'amputation sans éprouver d'accidens, et avec un heureux succès, ce que n'obtiennent pas toujours les malheureux malades qui sont dans la triste nécessité de réclamer les opérations chirurgicales, lorsque déjà leur corps, comme était celui du malheureux Kramer, est depuis plus ou moins longtemps en proie à l'altération et à la décomposition des fluides et des solides.

RENARD, D. M. P.

COLIQUE BILIEUSE. — Un malheureux père de famille, âgé de quarante-cinq ans, doué d'un tempérament bilioso-sanguin, fut tout à coup atteint, quelques heures après avoir soupé, d'une *colique dite bilieuse*, qui le faisait souffrir horriblement, et qu'aggravaient des vomissemens d'une humeur aigre et poltacée, des épreintes et l'intermittence du pouls. Son épouse, éplorée de le voir accablé de douleurs, demanda des secours au premier venu. On eut l'imprudence, en vue de le soulager, de lui faire prendre de l'eau-de-vie, qui, parvenue dans l'estomac, exaspéra aussitôt le mal. Enfin, après cette funeste tentative à laquelle le malade s'était soumis trop volontiers, j'arrivai ; j'administrai promptement une dose de vomi-purgatif avec un peu de thé. Peu de temps après, le malade fit beaucoup d'efforts pour vomir, sans en être soulagé ; la dose était évidemment trop faible. Je fis donner un lavement émollient dans lequel on fit fondre un peu de sel et de savon. Je fis faire des fomentations chaudes de camomille sur le bas ventre, qui provoquèrent des évacuations par le bas, et rendirent le mal plus supportable. Le lendemain, au matin, il prit deux cuillerées de purgatif 2e degré, qui le firent vomir une fois, et aller vingt fois à la garderobe, Les déjections furent fétides et verdâtres, et cette crise allégea sa douleur. Le surlendemain il prit le même purgatif, qui le purgea à peu près autant de fois que le précédent, Dès lors, son appétit et ses forces se rétablirent simultanément.

RENARD, D. M. P.

VAPEURS HYSTÉRIQUES. — Madame Gindreau, âgée de quarante-cinq ans, d'un tempérament sanguin, et d'une extrême vivacité, est affectée depuis trois ans et demi de *vapeurs histériques*, occasionnées par une frayeur, par des affections morales tristes, et par des emportemens de colère. Les symptômes que j'ai remarqués dans cette affection, sont les suivans : Saburre des premières voies (suite de mauvaises digestions), constipation, eructations fréquentes (rots réitérés), sputation ou crachement de glaires, constriction (resserrement) et oppression de la région épigastrique et des hypocondres, bouffées de chaleur, surtout après avoir mangé; resserrement du larynx et de l'œsophage; diminution du flux menstruel, éruption d'un furoncle au nez.

Traitement : *infusum* (infusion) de mélisse et de menthe poivrée, aromatisée avec l'eau distillée de fleurs d'oranger et édulcorée avec le sucre; le soir, lavement de manne aiguisé avec un peu de muriate de soude (sel). Une dose de vomi-purgatif combinée (mêlée) avec deux cuillerées de thé : vomissement glaireux, et déjections brunes et fétides. Le lendemain, une dose de purgatif, deuxième degré; six évacuations brunes. Le troisième jour, deux cuillerées et demie des deuxième et troisième degrés : quatre selles de même nature. Le quatrième jour, trois cuillerées de vomi-purgatif prises en deux fois : plusieurs vomissemens bilieux et évacuations par le bas. Le cinquième jour, deux cuillerées et demie du troisième degré : huit purgations copieuses et brunes Le sixième jour, trois cuillerées du même degré : même résultat. Le septième jour, poudre antispasmodique composée de musc, 16 grains; racine de valériane, 20 grains : camphre, 6 grains. Dose : 12 grains le matin à jeun, et pardessus une tasse d'infusion théiforme (en forme de thé) de fleurs de camomille romaine, de feuilles de mélisse et de menthe poivrée, aromatisée avec l'eau distillée de fleurs d'oranger double, et édulcorée convenablement. Le soir, lavement de fleurs de camomille, aiguisé avec un gros de sulfate de potasse (sel de duobus). Le huitième jour, trois cuillerées et demie de purgatif, deuxième degré : neuf selles jaunâtres. Enfin, la malade, après avoir pris quelques doses desdits évacuans, recouvra une parfaite santé à l'aide d'un bon régime, et allant de temps en temps à la campagne.

RENARD, D. M. P.

FIÈVRE GASTRIQUE INTERMITTENTE. — Le 10 mars 1825, j'ai administré les évacuans de la Méthode de M. Le Roy à M. le général Kessel, qui alors était affecté d'une fièvre gastrique ou bilieuse intermittente. Dans l'espace de peu de jours, le vomi-purgatif et le purgatif, deuxième degré, ont chassé la fièvre et rétabli l'harmonie des principales fonctions de l'économie animale.

RENARD, D. M. P.

FIÈVRE BILIEUSE INTERMITTENTE. — Le 26 avril 1824, j'ai traité M. Bach, lieutenant d'artillerie, affecté d'une fièvre méningo-gastrique (fièvre bilieuse intermittente). Cet officier s'est parfaitement rétabli après avoir pris les évacuans de M. Le Roy pendant environ l'espace de quinze jours.

RENARD, D. M. P.

PLEURÉSIE. — L'épouse du sieur Nirpol, âgée de cinquante-deux ans, fut prise le 20 mai, à quatre heures du soir, d'un violent point de côté sous le sein droit qu'occasionna la suppression de la transpiration. Cette pleurésie était caractérisée par le frisson et une douleur pongitive qui augmentait par l'aspiration, et aboutissait entre les épaules. La respiration ne pouvait s'effectuer que lorsque la malade était couchée sur le dos, la poitrine dans une situation presque verticale. Le pouls était petit et concentré.

Arrivé près de la malade, je ne lui ordonnai qu'un lavement émollient et une boisson adoucissante, parce qu'il y avait peu de temps qu'elle avait pris de la nourriture. Le 21 mai, on lui administra une dose de vomi-purgatif avec un peu de thé; il en résulta quatre vomissemens verts et cinq déjections brunes. Ce précieux remède opéra de suite un tel soulagement que cette pauvre femme put respirer à son aise, et même sortir de son lit. Un second lavement, pris le soir, procura du repos la nuit. Le 22, même dose de vomi-purgatif: cinq vomissemens jaunâtres et sept déjections brunes. Dès lors la douleur disparut entièrement, et la malade put se livrer sans gêne aux occupations de son ménage. Le soir, même lavement, nuit paisible. Le 23, une cuillerée et demie des purgatifs deuxième et troisième degrés, dix déjections brunes, lavement le soir. Le 24, même dose purgative, qui évacua une énorme quantité de mauvaises humeurs, le soir, lavement émollient. Le 25, l'appétit commença à revenir, et toutes les fonctions dès lors s'exécutèrent conformément au tableau de la santé qui se trouve tracé en l'ouvrage de M. Le Roy.

Renard, D. M. P.

Fièvre bilieuse putride. — Le 12 mai, Frédéric Dillmann, âgée de 48 ans, sujette à la menstruation, fut attaquée de la fièvre bilioso-putride. Frisson, chaleur âcre au toucher, céphalalgie sus-orbitaire (vive douleur au-dessus des yeux), tension et douleur à l'épigastre (vers l'estomac), bouche mauvaise, langue recouverte d'un enduit sec et jaunâtre, nausées, perte de l'appétit, grande soif, urines foncées, teint jaunâtre, pouls faible, prostration extrême des forces, assoupissement, insomnie, etc.; tels furent les symptômes auxquels je ne pus remédier que le 17, n'ayant pas été requis plus tôt. Alors la malade prit, le matin, une dose ordinaire de vomi-purgatif, qui produisit cinq vomissemens copieux de bile verte, et trois selles brunes très fétides : diminution des symptômes, à part la faiblesse qui persévéra encore après la disparition de la maladie : le soir du même jour, lavement émollient, nuit paisible. Le 18, une dose purgative, deuxième et troisième degrés mêlés : trois déjections brunes, un vomissement bilieux, coliques, altération. Lavement le soir. Le 21, repos. Le 22, une dose purgative : onze déjections jaunâtres. Le 27, *idem* : huit déjections de même nature. Le 28, cessation des évacuans : nul symptôme morbifique, excepté le manque de forces et d'appétit, qui se sont rétablis à l'aide d'une boisson amère et tonique.

Renard, D. M. P.

Apoplexie. — M. Mathieux, âgé de soixante ans, domicilié en cette ville, fut tout à coup frappé d'une attaque d'apoplexie passive qui le renversa dans la rue où il cheminait et qui le mit dans l'impossibilité de se rendre chez lui.

Un genre de vie sédentaire, le chagrin, la contention d'esprit, le froid qu'il a enduré pendant ce rude hiver, l'usage habituel de l'eau-de-vie et du tabac à fumer, sont les causes qui paraissent avoir déterminé cette périlleuse affection. Ne doit-on pas rapporter à ces causes prédisposantes et occasionnelles un amas de sérosités plus ou moins acrimonieuses, ayant son siége dans une des cavités cérébrales, etc. ? N'est-ce pas elle qui, comprimant ou irritant la substance éminemment sensible du cerveau, a occasionné des vertiges, des maux de tête et la faiblesse de tout l'organisme, quelque temps avant l'attaque qui arriva brusquement ?

Les symptômes qui se développèrent pendant et après l'invasion de cette maladie sont les suivans : bégaiement accidentel, stupeur, vertiges, affaiblissement des sens, hémiplégie incomplète, diminution de la contractilité musculaire et de la sensibilité de tout le côté gauche du corps, abattement des traits du visage, qui était bouffi et blafard, état apparent d'ivresse, chute du corps en marchant, et des objets que le malade saisissait avec la main gauche, tuméfaction livide de cette partie de l'avant-bras.

Le premier remède que je prescrivis fut un lavement simple, dans lequel on fit fondre une cuillerée de sel commun, lequel fut sans effet ; 2° Un large emplâtre vésicatoire camphré à la jambe gauche, qui fut levé au bout de vingt heures. Le 5 février, le malade a pris une cuillerée et demie de vomi-purgatif, qui ne provoqua aucune évacuation ; deux heures après cette dose, il en fut répété une seconde, de deux cuillerées, mêlées avec deux cuillerées de thé : un vomissement copieux d'humeurs vertes, déjections brunes. Dix à douze heures après, six cuillerées du purgatif 2e degr[é] furent données en deux fois, et fu[-]rent immédiatement rejetées par l[e] vomissement. Le soir, même lave[-]ment que le précédent, qui séjourn[a] dans les intestins : sommeil inquiet et agité. Le 6, deux cuillerées d[e] vomi-purgatif avec deux cuillerée[s] de thé : point d'évacuation. Troi[s] heures après, on en fit encore passe[r] deux et demie, qui ne produisiren[t] qu'un vomissement bilieux. Enfin, à la même distance, à peu près voyant que l'état du malade ne s'a[-]méliorait pas, j'en fis donner troi[s] cuillerées sans mélange, qui furen[t] vomies en partie après les avoir ava[-]lées, et dont l'effet fut presque nul. Le soir lavement laxatif. Point d'a[-]mélioration dans la situation d[u] malade, pesanteur de tête, nuit pas[-]sée dans l'insomnie. Le 7, hui[t] cuillerées de vomi-purgatif, donnée[s] à des intervalles convenables : quel[-]ques vomissemens bilieux, sueu[r] froide à la tête et par tout le corps assoupissement plus profond et ob[-]tusion des sens.

On ne peut attribuer ces acciden[ts] qu'à l'état de température de l[a] chambre, car ils cessèrent aussitô[t] qu'on eut réchauffé le malade et so[n] appartement.

Le soir du même jour, lavemen[t] de séné dans lequel on fit fondre u[n] demi-gros de tartrate antimonié d[e] potasse (émétique vulgairement ap[-]pelé). Ce remède fut répandu, parc[e] que le malade s'obstina à vouloir l[e] prendre seul, sans en avoir la force Au même instant je lui en fis redon[-]ner un second, qu'il rendit presqu[e] aussitôt après l'avoir pris. Néa[n-]moins, se sentant plus à son aise [il] mangea avec appétit une petite so[upe] pe, et prit ensuite un verre de bon vin rouge, sucré et coupé d'eau, ce qui réhabilita un peu ses facultés physiques et morales. Le soir, même lavement purgatif : plusieurs déjections brunes. Ensuite on donna au malade un potage et du vin rouge sucré, ce qui le disposa à passer une bonne nuit. Le 8, trois cuillerées de purgatif 2e degré : plusieurs selles d'une couleur brune verdâtre, amélioration ; le soir, lavement purgatif : même résultat. Le 9, six cuillerées du purgatif, données en deux fois, lesquelles ont produit un peu d'effet : grande faiblesse ; le soir, même lavement : déjections brunes et très fétides, insomnie. Le 10, même lavement le matin, qui produisit peu d'effet : repos. Le soir, lavement *idem*. Le 11, repos; lavement matin et soir. Le 12, lavement laxatif le matin, qui évacua des humeurs d'une très mauvaise qualité; puis, ensuite, deux cuillerées de vomi-purgatif pur : un vomissement abondant d'humeurs poracées et très amères, trois selles brunes et infectes. La circonférence de la plaie du vésicatoire est rouge et douloureuse, tandis que la surface de ladite plaie offre un aspect grisâtre. Abattement, anorexie (perte totale de l'appétit), altération et insomnie. Lavement laxatif le soir; nuit plus tranquille. Le 13, trois cuillerées de purgatif 2e et 3e degrés : deux vomissemens copieux d'humeurs brunâtres; trois selles très fétides et de même couleur, faiblesse de tout l'organisme ; lavement laxatif le soir : repos la nuit. L'appétit et les forces commencent à se rétablir. Le 14, repos; lavement laxatif matin et soir. La plaie du vésicatoire est moins irritée et fournit un pus louable. Le 15, repos; lavement laxatif matin et soir, mauvais goût dans la bouche, défaut d'appétit, sommeil assez tranquille; le pus que sécrète la plaie du vésicatoire exhale une odeur infecte ; infusion de fleurs d'arnica-montana, qui n'a point été continuée. Le 6, deux cuillerées de vomi-purgatif pur : cinq vomissemens copieux d'humeurs bilieuses, et autant d'évacuations alvines jaunâtres; le soir, lavement laxatif. Le 17, trois cuillerées de purgatif 2e et 3e degrés : quatorze déjections de même couleur et trois vomissemens après avoir pris de la nourriture ; même lavement le soir, sommeil tranquille. Le 18, trois cuillerées dudit purgatif, qui ont évacué quatre ou cinq fois par le bas, et trois ou quatre fois par le haut après avoir mangé ; lavement le soir, qui a occasionné des épreintes. Toux catarrhale. Le 19, repos ; lavement laxatif : même résultat. Depuis quelques jours le malade marche facilement et passe de bonnes nuits. Le 20, repos. Le convalescent a eu la force de s'aller promener hors des portes de la ville. Les 21, 22, 23, 24, 25, 26, repos. Toux catarrhale le matin. Le malade, prétextant des occupations, a interrompu les évacuans pendant quelques jours. Après un long repos, il a repris encore trois ou quatre doses qui ont rétabli ses forces et sa santé, conjointement avec des frictions aromatiques et spiritueuses faites matin et soir sur les membres affectés. RENARD, D. M. P.

LUMBAGO. — M. le lieutenant-colonel ***, chevalier de la Légion-d'Honneur, âgé d'environ cinquante ans, doué d'un bon tempérament, se plaignait depuis longtemps d'un *lumbago* ou rhumatisme chronique des lombes, accompagné d'une douleur plus ou moins aiguë, suivant les vicissitudes de l'atmosphère, lequel se propageait jusqu'à la région épigastrique en raison de la sympathie qui existe entre les muscles situés dans ces deux régions. Les mouvemens de flexion et d'extension du corps étaient difficiles et plus ou moins douloureux. Le malade avait employé, sans succès, d'après l'avis des médecins, les eaux thermales et différens médicamens. Enfin, son ami lui ayant conseillé d'user des évacuans de M. Le Roy, qu'il appréhendait, sans savoir pourquoi, je fus appelé pour les lui administrer conformément à l'article 4 de l'ordre du traitement, et nous eûmes la satisfaction de voir cette maladie, rebelle jusqu'alors à toutes sortes de remèdes, céder à l'emploi de quelques doses de vomi-purgatif et du purgatif deuxième degré. Indépendamment des évacuans, j'ai prescrit un liniment d'éther acétique rectifié et de poudre de cantharides, pour faire des frictions *loco dolenti*; mais je ne puis apprécier jusqu'à quel point il a pu favoriser cette prompte guérison, attendu que l'action des médicamens appliqués extérieurement est nulle ou impuissante (généralement parlant) pour la curation des diverses maladies. Ce brave chevalier ne doute plus à présent de la bonté ni de la réalité des principes de la *Médecine curative*, et veut faire usage des remèdes qu'elle prescrit, lorsque le besoin l'exigera. Puissent tous les malades acquérir bientôt une si utile expérience!!!

RENARD, D. M. P.

AFFECTIONS GRAVES DE LA VESSIE. — M. Maurer était affecté d'une strangurie chronique, avec phlogose, constriction spasmodique du canal de l'urètre, excrétion très douloureuse et goutte à goutte de l'urine, qui était consistante et blanchâtre; chaleur, cuisson, ténesme vésical (envie continuelle d'excréter l'urine) Cette cruelle affection, dont le siège paraît être au col de la vessie, et qui avait été rebelle, pendant plus d'un mois, au traitement antiphlogistique et calmant de trois médecins de Strasbourg, était suivie d'insomnie, d'anorexie, de fièvre lente et de consomption. Eh bien! les puissans remèdes de Le Roy, que j'ai administrés au malade suivant l'article 3, puis d'après l'article 4 de l'ordre du traitement de la la méthode purgative, calmèrent promptement les douleurs atroces de ce mal, que rien jusqu'alors n'avait pu mitiger, et rétablirent les fonctions en général à l'état normal. — « *Œstimatio causæ sæpè morbum solvit.* » Celse. — On avait proposé au malade le cathétérisme (introduction d'une sonde dans la vessie), et, m'ayant demandé mon avis, je lui prescrivis les vrais moyens curatifs qui ont été couronnés de succès.

M. Bilger, boulanger, place Saint-Nicolas à Strasbourg, se trouvant à peu près dans le même cas, et n'ayant obtenu aucun résultat des traitemens qu'il avait suivis, prit pendant quelque temps, sous ma direction, les évacuans de Le Roy, et parvint à uriner sans douleur et librement, sans le secours de la sonde, dont il se servait plusieurs fois la nuit. En foi de quoi j'ai signé cette observation, comme un témoignage authentique en faveur de la vérité.

Ph.-M. Renard, D. M. P.

Sous le titre De l'action des émétiques et des purgatifs sur l'économie animale, et de leur emploi dans les maladies, M le docteur Marcq a publié le mémoire couronné par la Société des sciences médicales et naturelles de Bruxelles à la suite du concours ouvert par cette Société pour se rendre compte *des effets étonnans* de la méthode de Le Roy.

« L'auteur est bien loin d'être » humoriste (1); il est, comme tous » ses concurrens, un zélé partisan » de la doctrine de Broussais; aussi » ne peut-il rester impartial; tout » en reconnaissant les bons effets » des évacuans, il recommande tellement les précautions dans leur » emploi, que peu de personnes, » d'après ce qu'il dit, oseraient faire » usage des purgatifs, même les » plus doux. Par exemple, après » avoir cité une guérison inespérée, » il s'écrie : « *Mais qu'on y prenne* » *garde, car on se tromperait* » *si l'on croyait qu'il ne s'agit* » *plus que de purger. Ces résul-* » *tats sont rares*, etc. » La pré- » vention l'égare à tel point, qu'il » accuse toujours les évacuans d'a- » voir causé les accidens qu'ils n'ont » pu empêcher. Mais malgré cette » partialité de la part de l'auteur, » en lisant son mémoire sans pas- » sion, en laissant de côté ses opi- » nions, la vérité est facile à re- » connaître; elle ressort des faits » qui sont rapportés avec bonne foi, » nous nous plaisons à le dire; » seulement, égaré par l'esprit de » système, l'auteur tire des conclu- » sions erronées. Ainsi, tous les tra- » vaux pour l'enquête dont nous » parlons ont été faits par des per- » sonnes dont les opinions médi- » cales étaient tout à fait opposées » à celles des auteurs de la méthode » évacuante, et des plus défavora- » bles à l'usage des purgatifs. Cette » remarque, que tout lecteur fera » comme nous, doit donner une » très grande valeur aux observa- » tions rapportées en faveur des » évacuans. »

Voici ces observations :

Gastro-entérite et dyssenterie. — J. D...., journalier, âgé de trente ans, d'un tempérament lymphatico-sanguin, était affecté, depuis deux ans, d'une phlegmasie chronique, qui avait attaqué successivement différentes portions du tube digestif, et qui s'était annoncée dans le principe par des douleurs le long du trajet du colon et par des selles liquides et sanguinolentes. Traité d'abord par les vomitifs et les astringens, il fut ensuite soumis au régime antiphlogistique. Cette dernière médication avait amélioré son état; cependant il restait maigre,

---

(1) *Exposition de la méthode purgative, précédée de considérations générales sur l'état de la médecine*, et contenant la description des maladies et l'indication du traitement, suivie de nombreux faits de pratique, par le docteur A. Signoret, membre de la Légion-d'Honneur. — Un volume in-12. — Prix, 2 francs.

quoiqu'il prît assez d'alimens ; il se plaignait toujours d'une douleur assez aiguë dans la région iliaque gauche : les selles étaient tantôt dures et grisâtres, tantôt liquides ; et ce qu'il y avait de plus remarquable, c'est que ses jambes étaient devenues tellement faibles, qu'elles pouvaient à peine soutenir le poids de son corps. Désespéré de l'inefficacité des moyens qu'il avait mis en usage jusqu'alors, il prit la résolution d'essayer le purgatif Le Roy. La première dose lui procura dix à douze fortes évacuations ; il fut soulagé. Il continua à en prendre pendant huit jours, et toujours avec le même résultat ; les douleurs qu'il ressentait se dissipèrent, la nutrition se fit mieux, les selles devinrent plus naturelles, ses forces revinrent, et au bout d'un certain temps il se trouva parfaitement rétabli. Nous l'avons vu depuis jouissant toujours d'une bonne santé.

Dr Marco (*De l'action des émétiques et des purgatifs*, page 77).

Digestions difficiles, Constipation et hypocondrie. — M...., cultivateur, âgé de soixante ans, d'un tempérament sanguin, se plaignait depuis longtemps de digestions difficiles ; ses selles étaient dures, moulées et chargées de glaires ; son ventre se météorisait de temps en temps. Ces dérangemens dans les fonctions digestives l'avaient mis en proie à tous les symptômes de la plus pénible hypocondrie. Il était sombre, morose ; il craignait et fuyait la société ; on le voyait se promener seul, dans l'attitude d'un homme qui souffre et qui médite, ou bien on le voyait des journées entières enfermé dans sa chambre. Telle était, depuis deux ans, sa triste situation, que le régime adoucissant n'avait pu changer, lorsqu'il se hasarda de prendre le purgatif en vogue (celui de Le Roy). Chaque dose lui procura douze et quinze selles et quelquefois vingt ; il s'en trouva bien, cela l'engagea à poursuivre, et il en prit ainsi pendant un mois entier. Le résultat fut heureux. Les fonctions digestives se rétablirent, le dérangement des facultés mentales disparut, et aujourd'hui on voit cet homme gai et content, jouir d'une santé parfaite, et prônant partout, comme on le pense bien, les merveilles du remède qui lui a rendu la santé.

Dr Marco (*De l'action des émétiques et des purgatifs*. p. 78.)

Gastro-entérite chronique. — Louise B..., jeune fille âgée de vingt-six ans, d'une constitution nervoso-sanguine, était traitée depuis dix-huit mois pour une gastro-entérite chronique. Dans le début de la maladie, elle avait la langue couverte dans le milieu d'un enduit blanchâtre ; elle etait rouge et boutonnée sur les bords ; l'épigastre était brûlant, douloureux ; *les selles étaient dures, en forme de boules et chargées de glaires.* Les saignées locales et générales, la diète, les bains, etc., modérèrent cette irritation, mais ne purent la détruire ; les plus légers alimens ne pouvaient être supportés qu'avec peine ; les selles restaient toujours dures, et à ces désordres des fonctions digestives se joignaient des symptômes hystériques, quelquefois très violens. Elle était très maigre, et ne se nourrissait que de bouillons et de bouillies. Dans cet état, dégoûtée de l'insuccès de la médecine antiphlogistique, dont on avait épuisé toutes les ressources, elle se décida à faire usage du purgatif de Le Roy. Les premières doses la purgèrent beaucoup et parurent la soulager. Enhardie, elle continua le remède pendant un certain temps, et peu à peu les organes digestifs, debarrassés de la lésion que n'avaient pu vaincre le régime adoucissant et les révulsifs cutanés, remplirent parfaitement leurs fonctions; tout rentra dans l'ordre, et la malade est aujourd'hui bien guérie.

Dr Marcq (*De l'action des émétiques et des purgatifs*, p. 80.)

Maux de gorge. — Il est rare que l'on observe le croup chez les adultes, mais on voit chez eux des inflammations de la muqueuse laryngo-trachéale qui se présentent sous un aspect différent. Lorsque cette espèce de phlegmasie ne se montre plus avec le cortége des symptômes qui manifestent la réaction fébrile, ou lorsqu'elle est devenue chronique, on obtient parfois des effets très marqués et très heureux de l'usage des stimulans sécréteurs du tube digestif, surtout quand on n'a rien à craindre de la surexcitation des parties sur lesquelles on se propose d'agir avec une certaine énergie. Une femme âgée de quarante ans, d'un tempérament lymphatico-sanguin, était affectée d'une *laryngo-trachéite* chronique, qu'il avait été impossible de vaincre par les évacuations sanguines locales et générales, et par les révulsifs cutanés; son teint était d'un jaune paille; sa voix était absolument éteinte, mais son pouls était calme, sa respiration libre, et elle conservait un certain embonpoint. Elle prit quelques vomitifs, puis se purgea fortement pendant une quinzaine de jours par le purgatif de Le Roy; sa voix reparut, son teint devint meilleur, et en peu de temps la phlegmasie chronique des organes vocaux, qui la tourmentait depuis huit mois, fut totalement dissipée. Comme on le voit, les vomitifs, et principalement les purgatifs, ont été continués pendant plusieurs jours; ils ont été donnés ensuite à doses assez fortes pour amener douze à quinze selles par jour. Tenons note de ce fait : il peut, ainsi que bien d'autres, servir a nous faire voir que si nous manquons souvent la révulsion, c'est parce que, trop prudent, nous craignons d'agir avec toute l'activité nécessaire. Quelques laxatifs, quelques légers purgatifs ne feront rien là où ces mêmes remèdes, plus énergiques et plus longtemps continués, offriront une ressource précieuse et rempliront tous les vœux du médecin.

Dr Marcq (*De l'emploi des émétiques et des purgatifs*, p. 107.)

Affection chronique du foie. — Nous avons dit que les vomitifs et les purgatifs n'étaient pas toujours des médicamens incendiaires dans la duodeno-hépatite chronique; et ce qui le prouve, c'est que leur action, quand elle n'est que légère, n'aboutit à rien dans plusieurs circonstances. Ce qui le prouve encore plus, c'est qu'on leur doit quelques résultats heureux, lorsque cette action est brusque, forte et prolongée.

Nous en connaissons plusieurs exemples, et nous avons vu, entre autres, un homme de cinquante ans atteint depuis plusieurs années d'une duodéno-hépatite chronique, qui a pris au moins soixante doses du purgatif de Le Roy en très peu de temps, et qui s'en est très bien trouvé; il n'est pas parfaitement guéri, mais ses digestions sont plus faciles, la défécation est plus régulière et plus naturelle; enfin, toutes les fonctions intellectuelles, sensoriales et musculaires, sont plus libres et plus aisées.

Dr Marcq (*De l'emploi des émétiques et des purgatifs*, p. 145.)

Coliques hépatiques, Jaunisse. — M. H...., âge de cinquante ans, d'une constitution lymphatico-sanguine, est sujet depuis nombre d'années à des coliques hépatiques très douloureuses à la suite desquelles la peau de tout le corps prend une teinte jaune. De tous les moyens qu'il a mis en usage, tel que saignées, bains, laxatifs, fondans, anti-spasmodiques, etc., soit pour calmer les accès, soit pour en prevénir le retour, il n'en est aucun qui l'ait autant soulagé que le purgatif de Le Roy. Depuis qu'il s'est purgé fortement et à plusieurs reprises, les accès qui reparaissaient auparavant à des intervalles très rapprochés, ne se sont plus fait ressentir.

Dr Marcq (*De l'emploi des émétiques et des purgatifs*, p. 146.)

Rhumatisme chronique. — A l'appui de l'efficacité des purgatifs dans le rhumatisme chronique, nous pourrions citer l'exemple d'une femme de quarante-six ans, atteinte d'un rhumatisme qui, depuis plusieurs mois, attaquait toutes les articulations des pieds et des mains, et qui, après s'être purgée fortement et continuellement pendant six semaines, se trouva assez bien pour pouvoir reprendre ses occupations habituelles.

Dr Marcq (*De l'action des émétiques et des purgatifs*, p. 158.)

Nous le répétons, à côté de ces observations, M. Marcq, partisan de la doctrine de Broussais, en indique quelques autres où les évacuans n'ont pas amené la guérison. Il s'agit (page 133) d'un jeune homme atteint d'une affection du cerveau qui avait résisté à tous les autres moyens ordinaires de traitement, et ce n'est pas un traitement de six semaines qui aurait pu détruire la cause du mal, si la maladie était encore curable, ce dont nous doutons fort. Lorsque la maladie se termine par la mort, la purgation en est la cause, jamais la malignité du mal. Dans le rapport sur les mémoires envoyés au concours, MM. les docteurs Tallois, Curtet, Vander Linden, Van Mons, notent eux-mêmes, avec une bonne foi qui les honore que ces *faits ne doivent pas inspirer des craintes qui ne seraient pas toujours fondées, et que plusieurs des altérations décrites étaient évidemment bien antérieures à la maladie.* Dans ce rapport, où sont analysés les divers mémoires, se trouve le passage suivant relatif à un travail honoré d'une mention, œuvre d'un médecin qui repousse la purgation comme méthode générale de traitement, mais qui reconnaît l'utilité des évacuans. « L'au-

» teur cherche à déterminer dans
» quelles circonstances l'on peut
» employer les vomitifs et les pur-
» gatifs avec un succès réel. Il parle
» d'abord de remèdes de précau-
» tion, nom sous lequel, dit-il, on
» a abusé particulièrement des pur-
» gatifs et des vomitifs. Selon lui,
» dans l'état de santé, on peut or-
» dinairement en faire usage impu-
» nément, et même avec succès,
» pour dissiper quelques légères
» incommodités. Passant ensuite à
» l'emploi de ces médicamens à
» fortes doses, il *avoue qu'il a vu*
» plusieurs cas de maladies, pour
» ainsi dire réputées incurables,
» céder comme par enchantement à
» des doses si considérables et si
» souvent réitérées de ces médica-
» mens, que tout médecin, de quel-
» que école qu'il soit, aurait été
» effrayé d'une pareille prescrip-
» tion. Il rapporte, entre autres,
» trois observations de guérisons
» extraordinaires obtenues par l'em-
» ploi du remède de Le Roy : une
» AFFECTION RHUMATISMALE, une
» SCROFULEUSE et une GOUTTEUSE.»
(*Rapport* cité page 00.)

Comme on l'a pu voir dans les passages transcrits de la thèse de M. le docteur Guibert (p. 93), on commence à revenir sur la proscription dont, sous l'empire de la méthode de Broussais, on avait frappé les vomitifs et les purgatifs en général, et ceux de Le Roy en particulier ; maintenant, beaucoup de praticiens, tout en rejetant la doctrine de Le Roy comme méthode générale de traitement, ont cependant reconnu l'utilité des évacuans de Le Roy dans des cas déterminés. Il nous serait facile de faire connaître une foule de noms des plus célèbres médecins de Paris et de beaucoup de médecins très répandus de la province, dont nous avons eu entre les mains les ordonnances. Nous ne le ferons pas par une réserve que l'on comprendra facilement ; nous nous contenterons de parler des ouvrages où il est parlé soit de la méthode, soit des évacuans.

— ANT. CAMPANA, professeur de chimie pharmaceutique à l'Université de Ferrare, dit dans sa *Farmaco pro Ferrarese* (9e édit. Padoue 1825). « Ce remède est loué (*lodado*) dans tous les cas d'altération de la santé, produits par la bile et par les saburres intestinales. » Ce formulaire est pour ainsi dire le Codex italien, nous indiquons l'édition, car il en est d'autres contrefaites.

— M. TROUSSEAU, professeur à la Faculté de médecine, dans son grand *Traité de thérapeutique*, publié en commun avec M. le docteur PIDOUX, dit que « la fameuse *eau-de-vie allemande, la médecine Le Roy, ne sont en définitive que des teintures alcooliques de jalap, auxquelles on a associé quelques autres substances purgatives.* » Un peu avant, il est dit que l'eau-de-vie allemande « *est un excellent purgatif.* »

— M. BOUCHARDAT, pharmacien en chef de l'Hôtel-Dieu, dit que le remède de Le Roy *l'emporte sur l'eau-de-vie allemande par l'association du sirop avec une teinture alcoolique, ce qui constitue une liqueur qui n'est pas trop désagréable à boire. Il a dû sa vo-*

gue, dit-il encore, à cette association *de purgatifs sûrs avec des alcooliques qui en masquent la saveur*. Enfin, tout en blâmant l'abus, l'auteur dont nous parlons reconnaît cependant avec justice que ce *remède convient lorsque l'emploi des drastiques est indiqué*. (Traité de matière médicale et Formulaire.)

— MM. les docteurs J.-G. Amédée Moure et J. Henri Martin, dans leur *Précis de thérapeutique spéciale*, indiquent le remède Le Roy contre *l'embarras gastrique*, *la colique saturnine* (*colique de plomb, des peintres*), contre les *hydropisies*, *l'ascite* et les *affections bilieuses*.

— M. Martinet, professeur agrégé à la faculté de Strasbourg et ancien chef de clinique à l'Hôtel-Dieu de Paris, indique les évacuans Le Roy dans son Traité de thérapeutique, ouvrage éminemment pratique.

— M. le docteur Bossu conseille le remède Le Roy dans l'article *Hydropisie* de son Compendium de médecine pratique.

—M. le docteur Briois, auteur du Memento pharmaceutique, contenu dans l'*Agenda medical*, que tous les médecins portent sur eux, memento qui ne contient « *que les préparations les plus usitées et les plus efficaces*, » y indique le remède Le Roy.

— Antonio Giordano, pharmacien en chef del Regio Manicomio, conseille le remède Le Roy contre les *hydropisies*, les *rhumatismes*, les *obstructions*, etc., comme on peut le voir dans sa Formologia. Torino, 1844.

— M. le docteur Maunoir, de Genève, dans les Archives de la *Société médicale d'observation*, M. le docteur Rufz, dans sa thèse d'agrégation, 1835, M. le docteur Requin, dans son ouvrage sur les purgatifs, 1839, et dans sa *Pathologie médicale*, 1843, ont cité une observation bien faite pour faire tomber les craintes contre la purgation. Il s'agit d'une jeune fille soumise à la méthode Le Roy, pendant deux ans et quatre mois, elle prit 308 fois le Purgatif qui procura 2039 selles et fit usage 55 fois du vomitif qui amena 422 vomissemens. Or, cette médication si active, si longtemps continuée, n'amena aucun accident ; loin de là, « les jours même où elle était purgée ou émetisée, son appétit était excellent, » et après la cessation du traitement, aucun accident ne survint, il n'y eut ni constipation, ni dévoiement. »

Les évacuans de Le Roy sont employés dans plusieurs hôpitaux de la province et des colonies. — Un décret colonial de la Guyane française, sanctionné par le roi, a créé des places d'aliénés dans la maison de santé de Saint-Pierre (Martinique), et l'on trouve dans la Revue Coloniale de septembre 1844, le compte-rendu de l'état de ladite maison. Ce rapport, dont les observations ci-dessous sont extraites, *a été inséré par ordre du ministre de la marine* dans les Annales maritimes, recueil officiel qui sort des presses de l'imprimerie royale.

Cet établissement est placé sous la direction de M. le docteur Poilreau, et M. le docteur Rufz, professeur agrégé de la Faculté de Paris, en est le médecin consultant. Le purgatif Le Roy y est employé et donne les résultats les plus satisfaisans; les observations qui suivent ce rapport le prouvent; nous en citerons quelques-unes:

Idiotisme et mélancolie. — Jules R..., de condition libre, âgé d'environ vingt-cinq ans, natif du Fort-Royal, fut conduit à la maison de santé, le 10 mars 1840. Sa physionomie exprimait l'idiotisme et la mélancolie; son regard était sombre; sa langue et son ouïe entièrement paralysées, et il ne pouvait, par conséquent, ni entendre ni répondre aux questions qui lui étaient adressées. Il refusait obstinément les alimens qu'on lui offrait, au point qu'on fut dans l'obligation de faire usage de la sonde œsophagienne pour lui faire avaler quelques bouillons. La douche lui était administrée chaque fois qu'il refusait de manger; et, par ce moyen, nous réussîmes à lui faire revenir le goût de la nourriture qu'il paraissait avoir réellement perdu. Le curatif du docteur Le Roy et la tisane de Casse agirent miraculeusement sur cet infortuné; la parole lui revint, et avec elle la raison. Il put, dès lors, être employé à quelques petits travaux, et le 24 septembre 1841, il fut rendu à sa famille.

Aliénation et stupidité. — Félix B..., de condition libre, né en Afrique, âgé d'environ vingt-cinq ans, journalier, entra à la maison de santé le 18 mai 1841, dans un état complet d'aliénation et de stupidité. Étranger à tout ce qui l'entourait, il répondait à peine aux questions qui lui étaient adressées. Sa voix était faible, sa parole lente et souvent entrecoupée. Sa figure cependant était pleine et il avait de l'embonpoint. L'usage des purgatifs et surtout d'un vésicatoire appliqué à la nuque, rétablirent le malade; et, le 8 decembre 1841, il obtint sa mise en liberté.

Mélancolie profonde. — Eulalie, Africaine, de condition libre, âgée de vingt-cinq ans, blanchisseuse, fut admise le 7 juin 1841. Son physique annonçait une mélancolie profonde, que plus tard, d'après des renseignemens certains, nous pûmes attribuer à la privation des liqueurs alcooliques, qu'elle aimait passionnément. Paresseuse au dernier point et simulant continuellement l'état d'une personne malade, elle aurait pu tromper l'œil le plus exercé, si son embonpoint ne l'eût trahie. Ayant observé que son appétit était très bon, nous la fîmes travailler et nous y mîmes même une grande insistance. Les travaux auxquels elle fut astreinte, l'usage des boissons délayantes, et quelque doses de purgatif de Le Roy, prescrites par le médecin, permirent de la rendre à la liberté le 8 décembre 1841, c'est-à-dire six mois après son admission. Son rétablissement est aujourd'hui parfait.

Folie et convulsions épileptiques. — Eugène, nègre, esclave de M. Brafin, négociant à Saint-Pierre, âgé de vingt-quatre ans, second patron du gros bois de son maître. Attaqué, dans sa folie, de convulsions épileptiques pendant lesquelles il était inabordable et même dangereux, il entra dans l'établissement le 15 juin 1842. Une saignée de pieds, faite à propos dès le lendemain, pendant qu'il était dans un bain, le calma beaucoup ; le même traitement, avec plusieurs purgatifs de Le Roy, fut continué avec succès, et le 15 août suivant, nous pûmes le rendre à son maître, qui nous a déclaré que cet individu ne s'était plus ressenti de sa maladie.

Imbécillité. — J..., âgé de vingt-deux ans, né à la Trinité, élève du commerce, fut conduit à l'établissement le 5 décembre 1842, dans un état complet d'imbécillité. Il avait l'humeur la plus gaie, riait toujours aux éclats avant de répondre aux questions qui lui étaient adressées et ne paraissait porter aucune attention à ce qui l'entourait. Il passait une partie de sa journée à danser autour d'un arbre, dans la béatitude la plus extatique. Il prit, sans difficulté, et à doses réitérées, le purgatif de Le Roy. Dès ce moment, il s'opéra en lui un grand changement : il devint sérieux, et finit par répondre sainement aux questions qui lui étaient adressées. Il sortit le 5 mai 1843, tellement bien rétabli, qu'il est employé aujourd'hui, comme écrivain, à la mairie de la Trinité.

(Annales maritimes, septembre 1844 imprimerie royale.)

TABLE.

Typographie FÉLIX MALTESTE et Cie, rue des Deux-Portes-St-Sauveur, 22

www.ingramcontent.com/pod-product-compliance
Ingram Content Group UK Ltd.
Pitfield, Milton Keynes, MK11 3LW, UK
UKHW020233220726
13923UKWH00002B/629

9 782019 286835